암의
완전치유로
가는 길

전이와 재발이 두렵지 않은 최적의 암 치료법

암의 완전치유로 가는 길

선재광·이혁재 지음

전나무숲

완전치유로 가는 최적의 암 치료법으로
암을 지혜롭게 극복하자

이 세상에 죽지 않는 사람은 없다. 사람은 대부분 나이가 들어 노화로 면역력이 약해지면 세 가지 질환, 즉 치매나 알츠하이머, 암, 혈관 질환 중 하나에 걸리면서 점차 죽음과 가까워지게 된다. 만약 한의사인 필자에게 이 중 하나를 선택하라면, 과연 어떤 것을 선택하게 될까?

필자는 주저 없이 '암'을 선택할 것이다. 어쩌면 필자의 선택을 의아하게 생각할 수도 있다. 일단 '암'이라고 하면 그 자체로 무섭고 공포스러우며, 되돌릴 수 없이 죽음에 이르는 질병이라고들 생각하니까 말이다. 하지만 여러 상황을 떠올려 따져보면 치매나 알츠하이머, 혹은 혈관 질환에 걸리는 것보다 오히려 암이 훨씬 더 현명한 선택임을 알 수 있다. 이제부터 그 이유를 설명하겠다.

암은 회복 가능성이 높은 질병이다

우선, 치매나 알츠하이머는 예방법은 있을지 몰라도 치료법은 아직 없다. 무슨 말이냐면, 시간이 흐를수록 증상이 악화될 뿐 호전되기란 대단히 어렵다는 뜻이다. 의도치 않게 가족들에게 심각한 피해를 입힐 수도 있다. 게다가 자신의 존재는 물론 주변의 사랑하는 이들의 존재를 망각한다는 점에서 '슬픈 병'이 아닐 수 없다. 가족과 자신을 위해 열심히 땀 흘렸던 지난날이 영원한 어둠에 갇혀버린다는 것은 분명 고통스러운 일이다.

혈관 질환은 돌연사를 유발한다는 점에서 매우 위험한 질병이다. 갑작스레 죽음을 마주하니 자신의 인생을 차분하게 정리할 시간이 없고, 이별을 고할 시간조차 주어지지 않는다는 점에서 주변 사람들에게 큰 정신적 고통을 주는 질병이기도 하다.

그런데 암은 좀 다르다. 암에 걸리더라도 갑작스럽게 죽는 일은 드물고, 기억을 잃지도 않는다. 즉 암에 대응할 수 있는 시간과 힘을 확보할 수 있다는 점에서 위의 두 질병과는 큰 차이가 있다. 게다가 치매나 알츠하이머, 혈관 질환은 정상으로 회복되는 기적이 드물지만 암은 다르다. 암의 경우 몇 개월 시한부 인생이라는 선고를 받았어도 10년, 20년을 멀쩡하게 살아가는 사람들을 주변에서 얼마든지 찾아볼 수 있다. 심지어 암에서 완치되고 나서 오히려 이전보다 더 건강한 삶을 살아가는 사람들도 많다. 이 말은 곧, 암은 다른 질병보다 회복과 생명 연장의 가능성이 현저하게 높다는 것을 의미한다. 그런 점에서 암을 선택한 것은 분명 현명한 결정이라고 할 수 있다.

필자가 다른 질병이 아닌 암을 선택한 또 다른 중요한 이유가 있다. 그것은 바로 한의학이라는 우수한 의학이 있기 때문이다. 한의학은 수천 년의 역사와 전통을 가지고 있으며, 암을 충분히 이겨낼 수 있는 다양한 치료법을 보유하고 있다. 물론 임상을 통해 검증된 치료법들이다. 한마디로 한의학 치료는 인체의 면역체계에 가장 적합한 치료법이며, 인체의 면역력과 자연치유력을 살림으로써 질병을 낫게 하는 최고의 치료법이다.

하지만 안타깝게도 한의학 치료의 여러 장점이 있음에도 불구하고 여전히 많은 사람이 서양의학에 의존해 암을 치료하려고 한다. 서양의학의 암 치료는 수술로 암세포를 잘라내고, 약물로 죽이고, 방사선치료로 태워버리는 방법에 집중할 뿐이며, 그로 인해 부작용이 생기면 그 부작용을 없애는 약물 쓰기를 반복하다가 할 수 있는 방법이 더 이상 없을 경우 그 나머지는 오롯이 환자의 몫으로 남겨진다. 반면 한의학은 암 치료에 접근하는 근본 개념부터 다르다. 암 환자의 자연치유력과 면역력을 재설계함으로써 암을 치료할 뿐만 아니라, 암이 회복된 후에 환자가 스스로 건강을 온전히 챙길 수 있는 삶의 방식까지 체화하도록 돕는다.

그 결과 암 치료 과정에서도 면역력이 강화되고 자연치유력이 높아지며, 암을 이기고 나면 그때부터 인생이 완전히 달라진다. 과거의 좋지 않았던 생활습관을 바로잡고, 부정적이었던 마음을 비우고, 자신이 살아 있음에 감사하며, 주변 사람과의 관계가 확연히 개선되어 진정한 삶을 살게 된다.

물론 서양의학도 암을 치료할 수 있는 훌륭한 무기가 될 수 있고, 서양의학의 치료법을 통해 생명을 구한 사람들도 많다. 그러나 '서양의학 치료가 전부다'라고 생각해서 더 나은 선택지를 고려하지 않거나 그것에만 전적으로 의지한다면 오히려 자신의 수명을 스스로 줄이게 될 수 있다. 실제로 서양의학적 암 치료는 대부분 심각한 부작용과 후유증으로 이어지는 경우가 많고, 암 투병 과정에서 침습적인 치료를 몸이 버티지 못하고 고통받다가 사망하는 사람들이 많다.

그래서 이 책은 암에 걸렸을 때 어떻게 면역력과 자연치유력을 최대한 살릴 수 있는지를 알려주는 것에 방점을 두었다. 더 나아가 암에 걸릴까봐 두려운 사람에게는 일상에서 '암에 강한 몸'으로 만드는 방법을, 서양의학적 암 치료를 받고 있는 환자에게는 '암이 재발하지 않는 몸'으로 만드는 방법을 알려준다.

암의 공포에서 벗어나야 암을 이길 수 있다

그런데 암 진단을 받은 환자와 그 가족들이 가장 주의해야 할 점이 있다. 그것은 바로 암에 걸렸다는 사실만으로 공포에 휩싸이지 않아야 한다는 것이다. 암 진단을 받기 전에는 별 문제 없이 살다가 암 진단을 받고부터 시름시름 앓는 경우를 주변에서 흔히 봐왔다. 게다가 암에 대한 두려움이 클수록 '암 생존율'에 집착하며 얼마나 더 살 수 있는지를 판단하려고 하거나, 인터넷에 올라온 암 치료 수기를 찾아보면서 암에 대한 공포를 키우는 사람들도 많다. 그러면 암과 싸우려는 의지가 꺾이고 불안이 커져서 치료를 받더라도 치료 효과가 제대로 발현되지 못한다.

암 진단을 받으면 주위에서 "암이 1기면 생존률이 80%이지만, 4기면 20%이다"와 같은 '암 생존율'에 대한 얘기를 많이 한다. 그러면 환자는 이 수치에 따라 자신의 목숨을 저울질하며 천국과 지옥을 오간다. 여기서 우리가 알아야 할 것은 이러한 생존률 수치가 완전한 허구라는 것이다. 암에 걸리면 살아나거나, 아니면 증상이 악화되어서 사망하는 결과밖에 없다. '80%는 살고 20%만 죽는' 경우는 없다. 단지 전체 평균을 내다 보니 80%, 20%라는 수치가 나온 것일 뿐, 현실에서 그런 식의 생존율이나 사망률은 존재하지 않는다. 따라서 '내가 지금 4기 암이니까 생존율이 20%구나. 너무 희박해!'라며 절망할 필요가 전혀 없다. 설사 수치상 생존율이 5%이더라도 자신이 암을 이겨낸다면 생존율은 100%가 되는 것이다. 암 생존율은 가상의 숫자일 뿐, 암 환자의 미래를 결정하는 그 어떤 기준도 될 수 없다. 그러니 숫자에 휘둘려서 섣불리 좌절할 필요가 없다.

인터넷에 올라온 암 치료 수기에 과도하게 의존하는 것도 위험하다. 물론 그 마음은 충분히 이해가 간다. 먼저 암을 겪은 사람들의 경험을 살피면서 희망을 찾고 싶은 마음은 본능에 가깝기 때문이다. 그런데 암 환자와 가족들이 가장 먼저 찾아보는 인터넷 카페, 각종 커뮤니티에는 온통 공포스럽고 절망적인 이야기로 가득하다. 어쩌다 자신과 비슷한 수기가 올라오면 그 경험담은 의사의 말보다 더 뇌리에 꽂힌다. 물론 간간이 암이 치유되었다는 사례도 있지만, 현저하게 드문 일처럼 보인다. 그래서 수기를 읽을수록 암 환자와 그 가족은 희망보다는 절망을, 용기보다는 좌절을 더 많이 느끼게 된다.

이렇게 암울한 수기가 압도적으로 많은 데는 나름의 이유가 있다. 암이 악화 중인 사람들은 매우 간절하고 절박하다. 그래서 자신의 이야기를 좀 더 많이 알려서 도움을 받고 싶고, 자신의 경험을 글로 쓰면서 마음을 정리하고 위로받고 싶은 마음이 크다. 그런데 암이 치유된 사람이라면 어떨까? 절박하게 자신의 이야기를 알릴 필요가 더 이상 없다. 자신은 이미 그 절박함에서 벗어났기 때문이다. 게다가 여전히 암으로 고통받는 사람들이 많은 인터넷 공간에서 '나는 암이 나았다'며 즐거운 마음으로 글을 쓰는 것도 미안한 일 아닌가. 이런 이유로 온라인 커뮤니티에는 암에서 벗어난 사람들의 경험담이나 희망찬 이야기가 드물 수밖에 없다. 그러니 절망 가득한 수기에 우울해하지 말자. 우리가 모르는 사이에 암을 극복한 수많은 사람들이 거리를 활보하고 직장에서 일하고 있으며, 가족들과 행복한 시간을 보내고 있다는 것을 기억하자. 단지 그들은 인터넷상에 존재하지 않을 뿐이다.

암 생존율에 집착하거나 암 치료 수기에 과도하게 몰입하지 말라는 이유는 '암의 공포에서 벗어나야 암을 이길 수 있기' 때문이다. 두려움에 벌벌 떨면서 적과의 싸움에서 이긴다는 건 애초부터 불가능한 일이다. 세상에서 가장 무서운 상대는 힘이 세거나 교활한 상대가 아니라 '실체를 알 수 없는 상대'다. 아는 게 없다는 사실만으로 이미 공포에 휩싸이고 전투력을 잃게 되기 때문이다.

'암은 죽을병'이라는 편견, 암 생존율에 대한 착각, 그리고 수많은 부정적인 암 치료 수기는 암에 대한 과도한 공포심을 조성해 우리가 암을 제대로 보지 못하게 하는 주요 요인들이다. 100명의 암 환자가 있다면 암의 성격 역시 100가지라고 할 수 있다. 결코 타인의 경험이 자신의 미래가 될 수 없다.

이 책에는 암에 대한 공포와 무지와 비상식에서 벗어나는 방법, 암 발생과 암 치료의 원리, 생활 속에서 실천 가능한 최적의 암 치료법을 담았다. 아마 이 책 한 권이면, 한의학의 암 치료법을 거의 다 알 수 있을 것이다. 물론 수년간 전문적으로 공부한 사람에 비할 수는 없겠지만 '몸을 건강하게 만드는 원리'에 대해서만큼은 충분히 알게 될 것이다. 무엇보다 암과 인체 면역의 작동 시스템을 낱낱이 밝히고자 노력했다.

마음을 열고 이 책에 몰입해보자. 막연한 두려움과 불안에서 벗어나 좀 더 밝은 희망과 용기를 가질 수 있을 것이다.

_ 선재광, 이혁재

최첨단 의학도 주목하는
암 치료에서의 '자연치유력'

PART 3 세계가 인정하는 한의학의 암 정복 원리

PART 4 명쾌하게 풀어보는 암의 원인 7가지

PART 5 암에서 벗어나는 무적의 식습관

암에서 벗어나는 무적의 생활습관

특별부록 암 예방·치료에 도움되는 약재와 처방

대학병원의
암 치료 시스템을
다시 보자

암 환자가 느끼는
공포의 진실

　자본주의사회에서 제품을 판매하는 가장 자극적이고 효과적인 방법
은 사람들의 불안과 공포를 이용하는 것이다. 일명 '공포 마케팅'이다.
그 효과는 이미 과학적으로 증명되었다.

　인간이 생존을 위협받는 본능적 공포를 느꼈을 때 뇌를 촬영하면 편
도체가 활성화되는 것을 볼 수 있다. 편도체는 '본능적 공포'에 관여해
자기 보호 행동을 유도하는 뇌의 부위이다. 이 과정에는 이성적이고 논
리적인 판단이 끼여들 여지가 없다. 편도체가 워낙 빠르게 공포 상황을
인식하고 이에 대응하도록 반응을 유도하기 때문이다. 그리고 한두 사
람이 공포에 휩싸여 행동하기 시작하면 주변 사람들도 그 분위기에 휩

쓸리는 경우가 많다. 이것이 경향이 되고, 더 나아가 문화가 되면서 다수의 사람들이 이를 따르게 된다.

공포 마케팅은 우리 일상에 깊숙이 들어와 있으며, 삶의 곳곳에서 부정적인 위력을 발휘한다. 의료 분야에서도 공포 마케팅이 은연중에 자리를 잡고 있다. '특정 영양제를 먹지 않으면', '특별한 치료를 받지 않으면', '지금 빨리 수술을 받지 않으면'이라는 불안감을 조성함으로써 마치 지금 당장 수술을 받지 않으면 건강이 악화되고 면역력이 저하되어 죽음에 가까워질 것'이라고 강조하는 마케팅이 대표적이다.

과잉 진단과 약물 남용이 키우는 암에 대한 공포

암은 갑작스럽고 느닷없이 발견되는 경우가 대부분이다. 암은 평소에 증상이 없는 경우가 많고, 증상이 있더라도 일상적인 통증 정도의 수준이라 암이라는 생각을 하지 않는다. 그렇다 보니 암은 정기검진에서 발견되거나 다른 검사를 받다가 우연히 발견되는 경우가 대부분이다.

"암입니다"라는 진단은 그 자체로 충격이다. 더불어 '암에 걸리면 매일 암세포가 늘어나서 결국 온몸으로 퍼진다', '암에 걸리면 평생 재발의 위험을 안고 살아야 한다', '암에 걸렸으니 시한부 인생을 살아야 한다', '치료를 받다가 죽을 수도 있으며, 설사 그렇지 않더라도 머리카락이 전부 빠지는 등 극한의 부작용을 겪게 된다'와 같은 극단적인 이미지가 떠

오르면서 환자는 순식간에 절망과 공포의 나락으로 빠져들게 된다.

이 과정에서 서양의학은 환자를 위로하거나 안심시키는 것이 아니라 '과잉 진단'을 통해 암에 대한 공포를 키우는 데 앞장선다. '지금 이미 당신의 온몸에 암세포가 퍼져 있을 수 있다. 서둘러 검사하고 치료받지 않으면 심각한 상황에 맞닥뜨릴 수 있다'는 은연중의 협박과 함께 말이다.

고려대 의과대학 예방의학교실 안형식 교수는 국민건강보험공단에서 개최한 한 세미나에서 "암 검진이 사망을 예방할 수는 있지만 과(잉)진단으로 인해 오히려 위해를 초래할 수도 있다"고 말했다.[1] 증상 악화나 사망의 가능성이 높지 않은 암일 수 있는데도 지나친 약물 복용과 검사, 치료로 환자를 지치게 할 수 있다는 의미이다. 그는 "이러한 과잉 진단의 문제는 암뿐만 아니라 의료계 전반에 확산되어 있으며, 이러한 분위기는 제약회사, 병원 등의 과도한 상업적 목적으로 인해 가속화되고 있다"고 밝혔다.

> 제약회사는 시장이 확대되기를 원하고, 병원은 환자 유치를 위한 경쟁을 한다. 병원에서는 건강검진 홍보 등으로 환자를 많이 늘리고 있으며, 환자의 질병을 발견하지 못할 경우를 대비해 방어 진료를 하고 있다. (중략) 심지어 공공기관에서도 대사증후군 캠페인 등을 통해 환자를 찾아주고 있다.

안 교수는 이외에도 의학계 내부의 문제점들을 조목조목 짚었는데,

그의 말을 요약하면 다음과 같다.

- 컴퓨터 산업, 영상 기계의 발전으로 과잉 검사가 늘고 있지만 그만큼 환자 치료에 도움이 됐는지는 아직 의문이다. 환자는 최첨단 진료를 받은 것처럼 보이지만 치료라는 명목하에 또 다른 치료와 수술을 반복하는 것에 불과하다.
- 최고의 의료는 '당신은 치료받을 필요가 없다'라고 말하면서 건강 관리에 대해 조언하는 것이지만, 그런 얘기를 하면 병원장이 "빨리, 많이 처방하라"고 한다. 의사들은 지난 30년간 3분 진료를 하라고 강요당해왔고 협박받아온 것이다.
- 한국 의료는 300km/h로 달리는 스포츠카와 같다. 과잉 치료와 진단 문제를 적절하게 조절하지 못하면 공허한 의료가 될 것이다. (다만) 이제 와서 과잉 진료를 의사의 탓으로 돌려서는 안 된다.

물론 안 교수의 말처럼 서양의학 시스템의 문제점을 의사 탓으로 돌릴 수는 없다. 하지만 그러한 의료 시스템으로 인한 피해는 고스란히 환자에게 돌아가며, 암 진단에서도 끊임없이 과잉 진단의 문제가 불거지는 이상 '공포 마케팅'이라는 오해를 피할 길이 요원한 것도 사실이다.

암에 대한 공포를 이용해 돈을 버는 사람들

사람은 공포를 느끼면 불필요한 행동을 하거나 과잉 대응을 한다. 그리고 그 과정에서 돈이 낭비된다. 암 환자들도 마찬가지다. 2017년에 서울대 의대의 한 교수는 암 관련 포럼에서 "불필요한 검사가 이뤄지고, 이로 인해 돈이 낭비되고 있다"고 밝혔다. 그는 "**전체 의료비의 3분의 1 이상은 불필요한 검사와 2~3차 항암제 사용 등으로 낭비되고 있을 것이다. (중략) 환자가 합리적인 선택을 할 수 있도록 충분한 시간을 줘야 효과 없는 항암제를 무분별하게 쓰지 않는다**"고 지적했다.[2]

제약회사는 항암제의 가격을 담합하는 지경에 이르렀다. 2022년 '건강 사회를 위한 약사회'는 성명서를 통해 "제약회사가 가격 담합은 물론 특정 회사의 독점권을 유지해주기 위해 항암제를 출시하지 않는 행위까지 벌였다"고 밝혔다. 또 특허가 만료된 이후 경쟁사의 항암제 출시를 막아서 가격 인하를 방해하는 악질적인 사건까지 있었다고 전했다.[3]

암 보험을 판매하는 보험 업계는 또 다른 공포 마케팅의 선두주자라고 할 수 있다. 매일 TV에서 암 보험 상품 광고가 수시로 나온다. 보험 가입에 대한 생각이 없는 사람조차 광고를 보고 있자면 자신의 건강이 저절로 걱정되고, 노년에 암으로 고통받을 것 같은 생각이 들 정도다. 심지어 '특정 보험은 곧 절판된다'는 식으로 보험 가입을 부추기고, '암은 경제 질병이다'라는 신조어까지 만들며 경제적인 좌절까지 얹어서 암에 대한 두려움을 키운다.

더 나아가 암 보험이라는 인프라는 암 환자들을 더욱 병원에 의존하도록 만든다. 진단비와 수술비 등을 보험으로 보상받으려면 병원의 진단 코드가 필요한데, 진단 코드를 받으려면 자연스럽게 의사를 마주하게 되고, 원하든 원하지 않든 병원의 항암치료 과정에 탑승하게 된다. 공포감을 유발하는 암 보험이 결국 서양의학에 의존하게 만드는 다리 역할을 하는 셈이다.

이 모든 것은 암을 둘러싼 공포 마케팅의 결과물이며, 그로 인한 피해는 결국 암 환자들이 감당할 수밖에 없다.

사실 암은 우리가 이렇게 공포를 가질 질병이 아니다. 우선 암은 발병 원인이 너무나 명확하다. 여러 암의 구체적 발병 기전은 아직 밝혀지지 않은 부분이 많지만, 전체적인 맥락에서 **'면역력이 약화되면 암이 발병한다'는 사실은 동서양의학을 불문하고 대부분의 전문가들이 인정하는 바이다.** 그렇다면 암에 대한 공포를 물리치는 일도 의외로 간단하다. 면역력이 약해져서 생긴 것이 암이라면 다시 면역력을 강화하면 된다. 그러면 암을 이겨내고 건강한 몸으로 되돌아갈 수 있다.

암에 대한 시선 바꾸기

사실 암세포는 인간의 몸과 매우 친숙한 존재다. 어느 순간 갑자기 생겨나서 우리 몸을 파괴하는 것이 아니라 최소 5년, 길게는 30년이라는 기간 동안 우리 몸에서 함께 살아왔기 때문이다. 젊고 건강한 몸에도 하루에 3000~1만 개의 암세포가 만들어지며, 암 진단을 받고도 암이 수년간 그대로인 경우가 많고 심지어 작아지는 경우도 있다.

암이 아닌 노환이나 다른 질병으로 사망한 사람을 사후에 해부해보면 대부분 크든 작든 암세포가 있는 경우가 많다. 그들은 암과 함께 살아왔지만, 암이 죽음에 치명적인 영향을 미친 것은 아닌 것이다. 하지만 서양의학은 이러한 경우를 모두 무시하고 지엽적인 관점에서 '암세포는 무한 증식해서 우리 몸이 죽을 때까지 자란다'라고 단정하며 암 진단 직후 암 3대 표준치료에 돌입한다.

끊임없는 암의 공포 마케팅에 시달리지 않으려면 암에 대한 시선 자체를 바꿔야 한다. 특히 '50대 이후에는 누구나 암이 생길 수 있다'는 사실을 인정하면서 살아가야 한다. 청소년기 이후에 최고조로 발달한 면역력은 30~40대까지 우리의 건강을 지켜주는 원천적인 동력이 되지만, 50대 이후로는 면역력이 약화하면서 암이 비교적 쉽게 생기기 때문이다. 오죽하면 '암 연령'이라는 말까지 생겨났을까. 물론 50대 이후에도 건강을 유지하는 생활을 한다면 당연히 60대, 70대에도 암으로부터 자유로울 수 있다.

결론적으로 암은 절대로 죽을병이 아니다. 암은 우리의 일상과 상관없이 생기는 것도 아니고, 느닷없이 나타나는 것도 아니다. 그 원인이 '면역력 약화'이기에 무작정 공포감을 가질 필요도 없다. 한의학 차원에서 면역력을 강화하는 수많은 생활 요법과 침과 뜸 요법, 한약 요법 등을 실천한다면 충분히 암을 예방하고 이겨나갈 수 있다.

충격과 공포는 인간을 약하게 만든다. 심하면 외상 후 스트레스(PTSD)라는 끔찍한 상처를 남겨서 뇌의 신경회로를 변형시킬 지경이다. 암에 대한 공포 마케팅도 마찬가지다. 이 정도면 없던 병도 생길 수 있다. 서양의학의 의료 시스템이 낙인찍은 '암 환자'라는 공포에서 벗어날 수 있을 때 이전보다 더 현명하게 건강을 되찾는 방법을 알아갈 수 있다.

암의 진짜 원인은
마음의 병

'스트레스가 건강에 좋지 않다'는 건 누구나 인정하는 상식이다. 여기서 말하는 스트레스는 단순히 외부로부터 받는 자극은 물론 편하지 않은 마음 상태까지 포함한다. 예를 들어, 늘 긴장해 있거나 늘 피해의식에 사로잡혀 있거나 무의식적으로 누군가를 원망하고 있다면 이것 역시 우리 몸에 부정적인 영향을 미치는 스트레스로 작용한다.

암 환자들과 상담을 하다 보면 늘 '마음의 문제'가 튀어나온다. 삶을 불편하게 하고 긴장시키고 불안하게 했던 마음이 기저에 깔린 상태에 육체적인 고통이 더해져서 결국 암을 일으켰다는 반증이다. 육체의 면역력만큼이나 마음의 면역력도 돌봐야 암의 진정한 치유로 나아갈 수 있다.

암도 기적도 마음에서 시작

　인체를 바라보는 서양의학의 오랜 관점은 '몸과 마음은 서로 다른 것'이라는 심신이원론(心身二元論)이었다. 따라서 마음은 몸에 영향을 미칠 수 없고, 반대로 몸도 마음에 영향을 미칠 수 없다고 봤다. 하지만 이런 관점은 오래지 않아 한계에 부딪혔고, 현재 서양의학에서도 '몸과 마음은 서로 영향을 주고받는다'는 연구가 활발히 이루어지고 있다.

　반면 동양의학 및 한의학에서는 오래전부터 '몸과 마음은 하나'라는 심신일원론(心身一元論)의 관점으로 인체를 바라봤다. 그래서 몸만큼이나 마음을 중요하게 여겼고, 마음은 몸을 떠받치는 핵심 요소라 여겼다. 그 예로, 《동의보감》에는 '마음이 산란하면 병이 생기고, 마음이 안정되면 있던 병도 저절로 치유된다(心亂則病生, 心定則病自癒)'라는 말이 있다. 몸과 마음이 단순히 연결되어 있기만 한 것이 아니라 질병이 발생하고 그것을 치유하는 단계에까지 밀접하게 영향을 미친다고 본 것이다. 이러한 생각은 서양의학에서도 속속 입증되고 있다. 가장 최근의 연구 결과도 이를 증명하고 있다.

　2020년 미국 세인트루이스 워싱턴대 의대 연구팀은 의학 저널 《네이처 면역학(Nature Immunology)》에 연구 결과를 발표했다. 뇌의 뉴런 주변 조직에 분포하는 면역세포가 생성한 분자의 활동에 관한 연구였는데, 결론을 요약하면 뇌조직의 특정 수용체가 쥐의 사회적 행동 및 불안감

을 조절하는 것으로 보아 '뇌와 신체는 사람들이 생각하는 것만큼 분리돼 있지 않다'는 것이다.[4]

여러 연구들을 종합해보면, 스트레스를 받거나 마음이 불안정하면 우리 몸은 림프구가 감소하고 과립구가 증가함으로써 면역력이 약화되고 활성산소가 증가한다. 그 결과 세포의 정상적인 조직이 파괴되고 암세포가 증가한다. 또한 혈류량이 감소해 세포로 가는 산소와 영양분이 원활하게 공급되지 않아 독소와 노폐물이 증가하고, 신진대사가 전반적으로 떨어져 면역력 저하를 부추기고 각종 질병에 대한 위험성은 급격하게 늘어난다.

서양의학자 중에서도 이러한 원리를 꿰뚫어본 사람들이 있으니, 의학 박사 버니 시겔(Bernie Siegel)이 대표적이다. 그는 미국 코넬대 의대 출신의 외과의사로 1970년대부터 1990년대에 이르기까지 마음 중심의 통합의학으로 수많은 암 환자들을 치유해온 인물이다. 그는 **"의료계에서는 많은 기적이 일어나는데, 그 기적은 다름 아닌 마음의 힘에서 오는 것이다. 마음이 명령하는 대로 몸이 행동하므로 그런 기적이 찾아오는 것이다"**라고 말했다. 그는 마음이 안정되면 누구나 이러한 기적을 경험할 수 있다고 설파했다.

스탠포드대 의학과 케네스 펠레티에(Kenneth Pelletier) 교수 역시 이런 점을 누구보다 잘 알고 있었다. 그는 타인에게 모범이 될 정도로 건강하게 살아가는 사람들을 대상으로 그 비결을 조사했다. 그는 애초에 돈이나 식습관, 운동 등 물리적인 요인들이 건강 비결일 것이라고 생각하고 연구에 임했다. 하지만 연구 결과는 그의 예측을 완전히 벗어났다. 그는 "건강의 핵심 요소는 마음가짐이며, 특히 사람들을 진실하게 사랑하고 섬기는 것이다"라고 결론지었다.

암을 치료하는 몸-마음 사이클

이러한 연구 결과들은 서양의학에서 호르몬을 연구하면서 더욱 구체화되었다. 도파민, 세로토닌, 노르아드레날린 등의 호르몬에 관한 연구는 인간의 활력 넘치고 안정적이고 평화로운 마음이 얼마나 건강에 큰 영향을 미치는지를 증명해냈다. 이로써 우리는 '암은 마음에서 비롯된 질병이며, 평소 마음 관리를 어떻게 하느냐에 따라 암에서 자유로운 삶을 살 수 있는지가 결정된다'는 사실을 알 수 있다.

세계에서 가장 유명한 암 전문 병원인 미국 텍사스대 MD앤더슨암센터의 종신교수 김의신 박사는 2019년 한국에서의 한 강연에서 이렇게 말했다.

우리 몸은 육체로만 구성된 것이 아니라 정신, 즉 마음이 함께 존재한다. 그동안 수십 년간 환자를 진료하면서 아무런 치료를 받지 않은 암 환자가 저절로 회복되는 경우도 보았다. 과학적으로는 설명이 안 되는 경우이다. 그래서 검사를 해보면 암이 없어진 것은 아니고 암의 증식이 멈추어버린 것이다. 정말 알 수 없는 일인데, 이런 사람들에게서 공통적으로 볼 수 있는 특징은 마음을 비웠다는 것이다. 이런 점에서 볼 때 환자의 마음이 불안한 상태에서는 좋은 치료 효과를 기대할 수 없다고 할 수 있다. 이런 사실을 환자들에게 인식시킬 필요가 있다.[5]

김 박사의 강연 내용은 암 치료에 있어서 마음 상태가 얼마나 중요한지를 잘 보여준다. 그것은 곧 암을 증식시키는 것도 마음이고, 암의 증식을 멈추는 것도 마음이라는 의미이다. 그러므로 암을 치료하는 과정에서도 마음 상태를 반드시 고려해야 한다. 암 환자를 고통스럽게 하는 치료, 기력을 빼앗아 제대로 먹지도 못하게 하는 치료는 암을 극복하는데 도움을 주기는커녕 암을 악화시킨다. 그러니 몸-마음 사이클 안에서 치유가 이뤄지는 것이 마땅하다. 마음의 부담을 덜고 불안을 떨치면서 치료를 해야만 몸과 마음이 편안해지면서 다시 건강한 상태로 돌아올 수 있다.

하지만 아쉽게도 서양의학의 치료법은 마음의 긴장과 스트레스를 더욱 높이는 방식을 고수하고 있다. 그 결과 오히려 암 치료율이 낮아지는 악순환이 반복되고 있다. 의료는 몸을 치료하고 회복시키는 것이 목표이기에 그 과정에서 어느 정도의 고통과 불편이 따를 수는 있다. 하지만 진정으로 환자를 생각하는 의료라면 치료 과정에서 최대한 환자를 편안하게 배려해줘야 한다. 대체로 마음이 좋지 않은 상태에서는 면역세포인

NK세포의 기능이 떨어지고, 그 결과 암의 재발과 전이의 가능성이 매우 커지기 때문이다.

암 재발과 전이에 대한 걱정이 사망 위험성을 6.8배 늘려

서양의학의 항암치료와 방사선치료는 극심한 고통을 안겨주는 것은 물론 스트레스를 키우고 우울과 불안의 정도를 높이는 등 환자의 마음을 혼란에 빠뜨린다. 심지어 자살 위험성도 높이는데, **독일 연구팀이 200만 명의 암 환자를 분석한 결과 항암치료와 방사선치료 이후에 자살 위험성이 일반인보다 무려 85%나 높아졌다.** 이 정도면 치료 과정이 몸과 마음을 다스리고 회복을 도모하는 것이 아니라, 더 극심한 고통 속으로 밀어넣는 것과 다를 바 없다. 완치되더라도 암의 재발과 전이의 두려움을 안고 살아야 하기 때문에 그로 인한 고통은 끝없이 이어진다고 해도 과언이 아니다.

더 놀라운 사실은, 암을 치료한 뒤 재발과 전이를 걱정하는 것만으로도 사망 위험성이 무려 6.8배나 커지고 삶의 질 또한 현저히 낮아졌다는 점이다. 이는 2019년 삼성서울병원 연구진이 암 치료가 끝난 환자 467명을 대상으로 6년간 추적한 결과이다. 이 결과는 역시 마음이 얼마나 중요한지를 알려주는 동시에, 암세포의 제거에만 신경 쓰고 정작 치료 이후 암 환자의 완전한 회복과 생활습관의 개선에는 신경 쓰지 않는 의료가 어떤 결과를 낳는지를 알려준다.

어떤 질병이든 원인을 제대로 파악해야 그에 맞는 치료법을 선택할 수 있다. 암을 오로지 몸의 질병으로만 본다면 서양의학의 3대 암 표준 치료를 따르는 것이 맞을 수도 있다. 암세포를 그저 불필요한 혹처럼 여기고 간단히 떼어내거나, 방사선이나 주사요법으로 사멸시키면 되기 때문이다. 그러나 수많은 연구 결과 암은 마음의 영향을 크게 받는 만큼 단순히 몸의 질병으로만 봐서는 안 된다. 그러니 이제는 암 치료에 접근하는 방법을 달리해야 한다. 마음을 중심에 놓고 암을 바라봐야 그에 걸맞은 치료법에 접근할 수 있을 것이다.

암 환자가 죽어가는 이유, 영양실조와 절망

암 치료의 최종 목표는 '완치'이다. 하지만 병원에서는 이 말을 거의 사용하지 않는다. 그 대신 '증상이 대부분 누그러졌다'거나 암세포가 보이지 않는 상태를 일컬어 '완전관해(Complete Response)'라고 표현한다. 완치라고 표현하지 않는 이유는 '비록 여러 진단 기기로 살펴봐서 암세포가 사라졌더라도 그것은 보이지 않을 뿐 완전히 치료됐다고 보기는 힘들다'는 입장이기 때문이다. 이렇게 신중하고 또 신중한 태도가 나쁠 것은 없지만, 문제는 암세포가 다시 보일 때까지 계속 검사를 하면서 의료 행위를 이어간다는 점이다.

필자를 찾아온 어느 환자의 경우 CT와 초음파를 통해 완전관해가 확인되었음에도 불구하고 다시 1차 조직검사 → 2차 조직검사 → 전신 PET-CT 등 검사를 이어나갔다. 이후엔 정기적으로 암 검사를 받았다. 일단 암 환자로 병원에 등록되면 그때부터는 검사가 무한정 이어지는 것이다. 물론 확인하고 또 확인하는 태도가 좋을 때도 있다. '만에 하나라도' 문제가 있을 수 있기 때문이다. 그러나 이 과정에서 암 환자들은 점점 지쳐가며, 때로는 목숨을 앗아갈 정도로 혹독한 치료와 검사를 반복해야 한다는 데 문제가 있다.

암 환자 5명 중 1명은 영양실조로 사망

암 환자들 중에는 암 자체보다는 치료 과정에서 영양실조와 절망감으로 죽어가는 사람이 적지 않다. **미국국립암연구소(NCI)의 조사에 따르면, 암 환자 중 약 55%는 암이 아닌 '비암성 사인'으로 사망한다. 많은 비암성 사인 중에서도 적지 않은 비중을 차지하는 것이 식욕이 급격하게 떨어져 영양실조로 사망하는 일이다.** 미국 뉴욕대의 연구에 따르면 암 환자 10명 중 2명이 영양실조로 사망한다. 꼭 사망에 이르지는 않더라도 암 환자의 63%가 영양실조 증상을 보이고, 소화 기능과 관련이 깊은 췌장암 환자의 경우 83%가 영양 상태에 문제가 있는 것으로 보고되고 있다.

영양실조는 '영양이 부족한 상태' 그 이상을 의미한다. 영양실조가 되면 패혈증 등 다양한 합병증이 생길 수 있고, 면역력은 물론 인체에 산소를 공급하는 폐의 기능도 현저하게 약해진다. 또 항암치료 과정에서 감염과 혈전을 일으켜 사망률을 높인다. 암 환자 중에 이런 원인으로 사망하는 경우가 많게는 10%에 이른다.

이러한 미국의 통계는 국내 통계와 매우 흡사하다. 2022년 국립암센터가 암 환자 1만 4,678명을 조사해 발표한 결과에 따르면 '영양실조로 인한 면역력 저하 위험'에 노출된 환자는 65%에 이르렀으며, 암 환자 3명 중 2명이 영양 불량 상태로 나타났다.

영양실조 혹은 영양 불량은 체중 감소와 동반되기에 암 환자의 겉모습에서도 확연하게 드러난다. 스스로 잘 먹어야겠다고 생각하고 가족이나 친지들도 식사를 적극 권하지만, 음식을 잘 먹는다는 것은 의지로만 할 수 있는 일이 아니다. 항암치료 과정에서 인체는 사이토카인(cytokine)이라는 면역 단백질을 다량 분비하는데, 이것이 환자의 식욕중추를 억제해 식이 조절 메커니즘에 장애를 일으키고 식욕부진을 유발한다. 따라서 암 환자에게 식사는 고통스럽고 힘겨운 과정이 될 수밖에 없다. 뿐만 아니라 소화 기능도 저하되기에 음식을 삼키는 데까지는 성공하더라도 이후 음식이 소화되는 내내 괴로움을 느끼게 된다. '열심히 먹어야지'라고 결심하더라도 한두 끼 만에 '먹는 괴로움'에 백기를 드는 경우가 많다. 이러한 문제를 개선하기 위해 영양제 수액을 주사하는 경우가 있는데, 이는 당장 영양실조는 막겠지만 오히려 환자의 소화 기능을 약화시키기 때문에 장기적으로는 환자에게 나쁜 영향을 미치게 된다.

암을 경험해보지 못한 사람은 '사람이 영양실조로 죽어간다'는 말을 선뜻 믿기 어려울 것이다. 매일 지겹도록 먹는 것이 밥이고 각종 화려한 간식이 주변에 널려 있는데 영양실조라니 믿기지 않을 것이다. 하지만 '그 사람의 신발을 신어보기 전까지는 알 수 없다'는 인디언 속담처럼 항암치료와 방사선치료를 받기 시작하면 그제야 실감한다. 자신이 음식을 즐겁게 먹었던 사실은 과거의 일이 되고, 먹는 것이 이렇게 괴로우니 영양실조가 될 수밖에 없겠다고. 암을 이겨내기 위해서는 영양이 충분히 공급되어야 하지만, 항암치료 과정이 식욕부진과 영양실조를 낳는다는 사실이 참으로 아이러니하다.

절망감이 사망을 가속화

영양실조와 함께 암 환자를 죽음으로 몰아넣는 또 하나의 주요 원인은 절망감이다. 절망감은 삶의 의미를 잃어버리게 하고 정신적·육체적으로 심각한 상황을 만들어낸다. 28년 동안 약 3만 명의 암 환자를 돌봐온 최일봉 박사(《암 환자는 암으로 죽지 않는다》의 저자)의 증언은 매우 충격적이다. 그는 2009년에 실시한 경향신문과의 인터뷰에서 **"제가 진료한 암 환자 중 단 1명만이 실질적인 암세포 공격으로 사망했을 뿐 나머지는 지나친 스트레스와 영양실조로 굶어 죽었다"**라고 말했다. 또한 "의사로부터 암 진단을 받기 전 환자의 모습은 '곰돌이 푸'처럼 귀엽고 포동포동했지만, 의사로부터 '당신은 암입니다'라는 진단을 받는 순간 충격을 받고 근심걱정으로 말라 죽는 곰돌이 푸의 친구 '이오르'가 된다"고 말했다. 이어 그는 "암이 지닌 살해 본능은 그다지 심각한 편은 아니지만, 지레 겁을 먹고 생을 포기해버리는 환자의 태도가 더 문제다"라고 했다. 대체의학자도 아니고 자연의학자 혹은 한의학자도 아닌 방사선종양학과 전문의로서 국내 암 치료에 앞장선 전문 의료인이 한 말이라, 암이라는 진단이 환자에게 주는 충격이 어느 정도인지 가늠이 된다.

사실 절망감이라는 것은 건강한 사람도 자살로 이끄는 무서운 감정이다. OECD 국가 중 자살률 1위인 우리나라에서의 자살 원인은 대부분 절망, 우울로 인한 것이다. 특히 젊고 건강한 육체를 가진 20~30대가 오로지 희망을 잃었다는 이유로 스스로 목숨을 끊는다는 게 너무 안타깝지 않은가. 그런데 암 환자들은 정신적인 우울과 절망만 겪는 것이 아니다. 항암치료 과정에서 점점 쇠약해지는 자신의 몸을 눈으로 확인하기에 그들이 느끼는 절망과 무력감의 깊이는 가늠하기 힘들다. 암 환자의 우울증은 일반인의 4~10배에 이른다는 보고가 있으며, 만성질환자의 자살 충동과 자살 시도 위험성에 대한 한 연구에서 자살을 생각하거나 자살 시도를 한 암 환자는 일반인보다 3.3배 이상 많은 것으로 나타났다.[6]

그러니 이제는 암 치료 과정에 대해 다시 생각해야 한다. 치료라는 명목으로 환자들을 영양실조와 절망으로 내모는 지금의 암 치료 시스템이 정말로 합당한지를 되물어야 한다. 또 환자 스스로 암을 오해하고 두려워하거나 치료 결정권을 남들에게 맡기며 생을 포기하려는 태도를 버려야 한다. 치료의 주체는 환자 자신인데 병원이나 가족의 판단에 맹종하거나 주변 사례에 의지해 치료되기를 기대하는 건 어리석은 일이다.

가정의학과 전문의이자 대한제암거슨의학회 환우회장 김선규 원장은 하루에 200~300명 이상의 환자를 진료하던 40대 중반의 나이에 직장암 3기 진단을 받았다. 그는 수술 후 항암치료를 받지 않고 자연 속에서 약 2년간 생활한 후 건강을 완전히 되찾았다. 그가 언론과의 인터뷰에서 한 이야기는 암 치료법을 다시금 생각하게 한다.

병원에서 내 몸을 낫게 해준다고 생각하지 마라. 병원에 전적으로 의지하지 마라. 병원은 단지 나를 도와주는 곳이다. 내가 주체가 되어 내 몸 치료에 동참한다는 마음으로 적극 치료에 임하는 자세가 중요하다. 이런 마음가짐이 자신에게 맞는 치료법을 찾게 한다.[7]

항암제가
또 다른 암을 유발

　'항암치료'라고 하면 왠지 긍정적이고 희망찬 느낌이 든다. 항암(抗癌)이라는 말이 '암에 대항하다', '암을 대적하다'라는 뜻을 내포하기 때문이다. 그래서 이런 종류의 치료라면 충분히 암세포의 증식을 억제하고 암세포를 죽일 수 있겠다는 생각을 하게 된다. 하지만 항암치료를 그렇게 긍정적으로만 봐서는 위험하다. 항암치료에 사용되는 다양한 약물은 암세포만 죽이는 것이 아니라 정상 세포까지 독하게 사멸해 때로는 다른 암을 유발하는 경우가 많기 때문이다.

　'항암제가 암을 유발한다'라고 하면 깜짝 놀라는 환자들이 적지 않다. 이제까지 그런 말은 거의 들어보지도 못했거니와 상식과도 어긋난다고 생각하기 때문이다. 하지만 이는 엄연한 사실이며, WHO 산하의 국제암연구소(IARC)에서 이미 1970년대부터 발암성 항암제를 분류하기 시작해 현재까지 133권 이상 발간된 발암물질 목록 중 〈인체에 발암성이 확인된 1군 발암물질〉에는 유방암 치료제인 타목시펜과 항암치료에 사용되는 엑스선, 감마선(방사선)이 포함되어 있다. 국립암센터에서도 이와 관련한 자료를 배포하고 있다. 물론 이런 문제까지 감수하면서 항암치료를 받을 것인가는 결국 개인의 선택이지만, 이로 인한 2차 암의 위험성은 분명히 존재한다.

항암제가 암을 일으킨다는 근거

국립암센터가 밝힌 '치료제, 항암제이자 발암물질'의 수는 적지 않다. 몇 가지를 나열하면 디에틸스틸베스트롤, 타목시펜, 아리스톨로크산, 페나세틴, 아자티오프린, 클로나파진, 멜팔란 등이다. 일부 항암제는 '발암 증거 충분'이라고 명시되어 있다.

굳이 어려운 항암제의 이름을 나열하지 않아도 항암제가 인체를 얼마나 피폐하게 만드는지는 눈으로 쉽게 확인할 수 있다. 항암치료를 받는 동안 머리카락이 빠지고, 피부가 검붉게 변하고, 구토 증상이 생기고, 침이 마르고, 식욕이 사라지는 등 마치 '죽어가는 사람'을 연상케 할 정도로 환자의 모습이 비참하다. 심지어 **항암제는 정상 세포도 파괴하기 때문에**

:: 국제암연구소(IARC) 모노그래프 특별위원회가 1군 발암 요인으로 평가한 항암제

1군 발암 요인	발암 증거가 충분한 종양
부설판	급성 골수성 백혈병
클로람부실	급성 골수성 백혈병
시클로포스파미드	급성 골수성 백혈병, 방광암
멜팔란	급성 골수성 백혈병
세무스틴 (메틸–CCNU)	급성 골수성 백혈병
티오테파	백혈병
트레오설판	급성 골수성 백혈병
MOPP 복합 항암화학요법 [클로르메틴(메클로레타민), 빈크리스틴(옹코빈), 프로카바진, 프레드니손]	급성 골수성 백혈병, 폐암
에토포시드, 시스플라틴, 블레오마이신 병합	급성 골수성 백혈병
에토포시드 (2002년에는 2A군)	급성 골수성 백혈병
클로나파진	방광암
아자티오프린	비호지킨 림프종, 피부암
시클로스포린	비호지킨 림프종, 피부암, 기타 여러 부위의 암
메톡살렌 + 자외선	피부암
아리스톨로크산을 함유한 식물	신우암, 요관암
아리스톨로크산 (2002년에는 2A군)	신우암, 요관암
페나세틴을 함유한 진통제 혼합물	신우암, 요관암
페나세틴 (1987년에는 2A군)	신우암, 요관암

출처: 국립암센터(2015), IARC 발암물질 요약서 개발

면역력까지 동시에 파괴하는 부작용을 가져온다.

항암제의 치료 효과도 의심해봐야 한다. 한 연구에서는 '항암제 치료 비율을 줄여도 평균 생존율은 거의 변화가 없었다'는 결과를 발표했다. 이 말은, 과거 수많은 항암치료가 생존율에 큰 영향을 미치지 않았다는 의미이다.

2023년 1월, 고려대학교안암병원 외과 정승필 교수는 한국유방암학회에 등록된 환자들의 지난 20년 자료를 분석한 결과를 내놓았다. 빅데이터 분석 결과 2000년에는 유방암 수술 환자 중 80%가 항암치료를 받았지만, 2018년에는 20%로 줄었다고 한다. 그런데 둘 다 5년 생존율은 90% 이상으로 큰 차이가 없었다. 물론 여기에는 전제가 있다. 건강검진으로 조기 발견된 암이고, 항암제가 아닌 항호르몬제만으로도 치료가 가능한 암이라는 점이다. 하지만 이런 전제를 감안하더라도 항호르몬제 또한 부작용이 없는 것도 아니기에 과거 항암치료를 받은 수많은 환자들의 고통은 그만한 보람이 없었다는 것만큼은 사실이다.

치료 부작용의 고통을 감내하지만 줄지 않는 암 재발률

앞서 언급한 것처럼 방사선(엑스선, 감마선) 또한 1군 발암물질이다. 물론 의사들은 "치료를 목적으로 적정량만 쐬면 생명에는 지장이 없다"고 말하지만, 방사선치료는 생명을 직접적으로 해치지는 않더라도 다른 이차적인 원인에 의해 생명이 위협받을 정도로 힘들고 괴로운 과정을 동반한다. 구토, 설사, 피로 등의 부작용이 생기는 것은 물론 식욕부진, 소화불량을 촉진해서 영양실조의 위험성을 크게 늘린다.

초기 암의 경우에는 비교적 간단한 수술 치료가 권장되는데, 이 역시 몸의 면역력을 약화시키는 부작용을 일으킨다. 주변 조직을 손상시키는 것은 물론, 림프절을 잘라내는 경우도 흔하다. 무엇보다 심각한 처치가 림프절 절제다. 림프절은 전신에 퍼져 있는 혈관만큼 중요한 기관으로, 세균과 같은 이물질을 제거하고 신체를 방어하며 면역 작용을 하는 림프구를 만들어낸다. 이런 기관을 싹둑 잘라내면 그 부작용은 어떻겠는가? 암 수술 이후에 림프절 절제로 인한 부작용을 앓고 있는 환자들이 상당한데, 림프절 절제는 환자의 삶의 질을 현저하게 떨어뜨리기에 비교적 신중히 다뤄져야 한다.

치명적인 부작용에 의한 고통을 겪더라도 암이 완전히 치료되기만 한다면 "그래도 생명은 건졌으니 다행이다"라고 여길 수 있다. 하지만 여기에 또 다른 복병이 있다. 바로 암의 재발이다. 개별 암들에 관한 임상 논문을 중심으로 집계한 결과 암 재발률은 유방암에서 30%, 대장암에서 17%, 췌장암에서 35~46%, 방광암에서 50%, 신장암에서 13%, 악성흑색종에서 15~41%이다.[8] 서양의학이 완전관해를 목표로 환자들에게 큰 고통을 떠안기며 무작정 참기를 강요해온 것에 비하면 결코 낮은 수치가 아니다.

여기에 더해지는 것은 항암치료 후에 겪는 과도한 스트레스와 그로 인한 부작용이다. 삼성서울병원 암병원 대장암센터에서는 2014년부터 2021년까지 대장암 환자 1362명에 대한 스트레스 정도를 분석한 결과를 발표했다. 그중에서 환자들의 '디스트레스(distress. 심리적 고통이 동반되는 암 환자의 정신적 고통과 스트레스)' 정도를 보니, 심한 디스트레스는 사망률과 재발률을 최소 28%에서 최대 84%까지 증가시키는 것으로 나타났다. 특히 "연구 과정을 통해서, 암 진단은 사람이 살아가면서 겪을 수 있는 가장 당혹스럽고 힘든 경험이라는 사실을 재확인했다"고 연구팀은 고백했다. 이러한 경험과 암 치료 후에 남는 공포와 불안은 또 다른 암이 발병했을 때 환자를 속수무책으로 무너뜨린다. 면역력이 약해진 데다, 자신이 또다시 암에 걸렸다는 사실이 과거보다 더 큰 절망감과 두려움을 불러올 가능성이 매우 크기 때문이다.

물론 암의 치료와 완치를 위한 서양의학의 간절함과 진정성을 깎아내리는 것은 아니다. 환자를 살리고 싶은 수많은 의사들이 있으며, 그러한 마음들이 계기가 되어 연구가 계속되고 치료가 이어지고 있다는 것 또한 사실이다. 그러나 **항암제가 또 다른 암을 유발하고, 생존율에 별다른 영향을 미치지 않거나 미미한 영향만 미친다면 항암치료에 의존할 필요가 없다**는 점을 독자들이 알기 원한다.

대학병원의 감춰진
암 치료 시스템과 암 환자 50만 명

　임상 현장에서의 경험에 의하면, 의사는 딜레마에 빠지기 쉬운 직업
인이다. 환자의 건강과 생명을 직접적으로 다룬다는 점에서 그 어떤 직
업보다 정직하고 윤리적이어야 하지만, 건강과 생명을 다루는 만큼 부
담감도 책임감도 크다. 한편으로, 건강과 생명을 내세우는 만큼 수익 창
출이 쉬운 직업이기도 하다. 다른 일에는 지갑 열기를 주저하는 사람도
병을 고쳐야 한다면 고민하지 않고 지갑을 열기에, 수익 창출을 위해 건
강과 생명을 이용할 수도 있는 것이다. 이런 문제의식 때문에 의대생은
히포크라테스 선서를, 한의대생은 허준 선서를, 간호사들은 나이팅게일
선서를 시작으로 의료의 세계에 진입한다.

이러한 개인적인 딜레마는 나름의 철학이나 신념으로 해결할 수 있다. 하지만 자신이 속한 집단이 수익 창출 위주의 거대한 시스템에 지배받고 있다면 고민의 강도는 더 깊어질 수밖에 없다.

투자비용에 비례하는 수익 창출의 압박

환자들은 이러한 의사들의 딜레마에 관심이 별로 없다. 그도 그럴 것이, 질병의 고통에서 하루 빨리 벗어나고 싶은 마음이 워낙 커서 의사들이 느끼는 딜레마에는 관심을 가질 여유가 없기 때문이다.

그러나 환자들 역시 의사들이 속해 있는 거대 시스템에서 결코 자유로울 수 없다. 특히 **의사들은 병원의 매출을 직접적으로 담당하고 있기에 자신이 원하지 않아도 과잉 진료와 과잉 치료를 할 수 있으며, 그 결과 환자들은 받지 않아도 될 수술, 항암치료, 방사선치료를 받는 경우가 있기 때문이다.** 이는 의사 개개인의 문제라기보다 우리 모두가 처해 있는 의료 시스템의 문제라고 보는 것이 좀 더 합리적이다. 따라서 일단 암이라는 진단을 받으면 자신이 맞닥뜨려야 할 병원 시스템에 대해 한 번쯤 고민해 보는 것이 자신을 올바로 지키는 지혜라 하겠다.

의료계에는 이른바 '암 환자 시장'이 거대하게 형성되어 있으며 그 규모는 매년 확대되고 있다. 건강보험심사평가원에 따르면, 최근 5년간 증가한 암 환자 수는 2019년 165만 1,898명에서 2023년 195만 925명으로

18.1%(연평균 4.2%) 증가했다. 특히 20~30대의 암 발병률이 큰 폭으로 증가하고 있다. 그런데 모든 암 환자들이 의료기관에 등록되는 것은 아니다. 이 중 대략 50만 명 정도만이 병원에서 치료를 받는다. 이 말은 곧 매년 50만 명의 암 환자들을 두고 병원들이 치열한 경쟁을 벌인다는 이야기다. 그리고 이 과정에서 우리가 이상적으로 생각하는 환자 중심의 의료가 아닌, 병원의 수익을 중심으로 하는 의료 행위가 펼쳐진다. 그 이유는 암 전문병원 건립이나 암 치료 장비 등을 도입하는 데 막대한 비용이 들어가기 때문이다. 보통 암 전문병원을 개원하려면 1000억 원에서 많게는 3000억 원 가량이 투자된다. 건물 공사에만 이 정도가 투자되다 보니 그 이외의 비용까지 합치면 투자비용은 더 늘어나고, 이는 고스란히 수익 창출에 대한 압박으로 작용할 수밖에 없다.

투자비용 회수에 대해 현직 의사들이 느끼는 부담감은 아주 크다.

암 전문병원이 들어설 때 교수들은 암 연구에 집중할 수 있는 환경이 조성되는 것 아니냐는 순진한 생각을 했었다. 하지만 실상은 너무 달랐다. _ E대학병원 교수

암 전문병원 개원 후 교수들의 진료 부담이 엄청나게 가중됐다. 연구를 더 할 수 있는 게 아니라 진료를 더 많이 해야 하는 상황이다. _ F대학병원 교수

뿐만 아니라 병원 간의 과도한 경쟁이 향후 공급 과잉의 문제를 낳고, 그 결과 수익에 관한 더 큰 압박으로 작용할 가능성이 크다.

> 병원들이 당장의 수익을 위해 암 전문병원 경쟁에 뛰어들고 있지만 멀리 내다보면 틀린 판단이 될 수도 있다. 시점을 예단할 수는 없지만 분명 암 병상의 과잉 공급 문제를 고민해야 하는 상황이 도래할 것이다. _ 서울대학교 의과대학 유근영 교수[9]

현직 의사들도 지적하는 과잉 진료

물론 이러한 의료 시스템에 대해서도 최대한 긍정적인 시선을 보낼 수는 있다. '어쨌든 암이 나으면 다행이 아니냐'고 생각할 수 있기 때문이다. 하지만 암 환자를 둘러싼 병원 간의 치열한 경쟁은 암 검진이 필요 없는 사람마저 검사를 받게 해 암 환자로 만들 수 있다는 문제점이 있다. 대한민국의학한림원도 이러한 상황을 지적했다. 이 단체는 2004년 출범한 이후 우리나라 의학 분야에서 최고의 석학 단체로 인정받고 있다. 특히 한의학, 수의학은 물론이고 물리학, 생물학 분야에까지 문호를 개방하는 열린 태도로 사회공헌을 해오고 있다.

2022년 11월 초에 열린 한 포럼에서는 병원의 과잉 치료에 관한 비판이 쏟아져 나왔다. 그 내용을 요약해보면 다음과 같다.

- 정해진 기준이 있음에도 불구하고 고위험군이 아닌 사람들을 대상으로 흉부 CT 검사가 이루어지고 있다. 연구 결과를 근거로 마련된 기준을 따르지 않는 검진은 효용성이 없다.

- 1년에 갑상선 초음파 검사에 쓰이는 비용은 1,321억 원에 이르지만, 조기 갑상선 초음파 검사가 갑상선암 사망률을 줄일 수 있다는 근거는 부족하다.

- 대한소화기암학회 등 유관 기관 9곳이 참여한 2021년 한국 췌장암 진료 가이드라인에 따르면, CT 검사는 방사선 노출과 조영제 부작용, 높은 비용 등의 이유로 단순히 췌장암을 선별하기 위한 검사로는 권고되지 않는다.

- 이탈리아에서 실시된 연구에 따르면 수진자 25.8%는 폐결절 부피가 2배로 커지는 기간이 400일 이상 남았음에도 불구하고 폐암 진단을 받았다. 증상이 문제가 되는 수준까지 진행되지 않았음에도 과잉 진단이 이뤄진 것이다.

- 2022년 한국인의 기대수명은 남성 80.5세, 여성 86.5세이다. 기대수명을 기준으로 봤을 때 75세 이상 노인의 암 검진은 이득보다 위해가 더 클 가능성이 있다.

- 미국예방의학회, 미국가정의학회, 그리고 PET－CT 검사에 가장 적극적인 미국핵의학회도 건강한 성인에게는 검사를 권장하지 않는다. 증상이 없는 성인이 암을 조기에 찾아내는 목적으로 PET－CT 검사를 받는 것은 바람직하지 않다.[10]

해외에서도 이러한 지적은 꾸준히 제기되고 있다. 2023년 5월, 국제 학술지《뉴잉글랜드 의학 저널(NEJM)》에는 전립선암에 관한 한 편의 논문이 실렸다. 영국 옥스퍼드대 프레디 햄디(Freddie C. Hamdy) 교수가 쓴 것으로, 무려 15년간 전립선암 환자들을 추적 조사한 결과가 담겨 있다. 주요 내용은 '전립선 특이항원에 따라 조기 치료를 하더라도 전체 생존율은 크게 개선되지 않는다'는 것이다.

유방암도 마찬가지이다. 미국 의학계의 보고에 따르면, '유방암으로 의심된다'는 진단 후에 실제 확진되는 사례는 0.6%밖에 되지 않으며, 건강하던 사람도 유방의 일부 또는 전체를 절제하는 수술을 받고 심지어 방사선치료, 항암치료까지 받는다. 앞에서도 말했지만, 이 모든 것은 의료 시스템에 의해 좌우되는 경향이 강하다.

우리나라의 병상 수를 살펴보면 과잉 진료를 하는 이유를 보다 더 정확하게 이해할 수 있다. 2023년 발표된 OECD 국가들의 인구당 병상 수를 살펴보면, 2021년 기준으로 우리나라의 병상 수는 인구 1000명당 12.8개로 OECD 회원국 중 제일 많다. **OECD 평균 병상 수 4.3개보다 3배나 많은 수치다. 문제는, 병상 수에 비해 의사 수가 현저히 적다는 점이다. 2021년 기준으로 우리나라의 의사 수(한의사 포함)는 인구 1000명당 2.6명으로 OECD 평균(3.7명)에 못 미친다.**

환자를 돌볼 의사는 적은데 병상 수가 많다는 것은 무슨 의미일까? 그것은 최대한 많은 환자를 입원시켜야 한다는 의미이다. 이러한 경영적 압박을 받는 현직 의사들은 "굳이 입원할 필요가 없는 환자를 입원시키고, 수술할 필요가 없는 환자까지 수술하게 만드는 과잉 진료를 할 수밖에 없다"고 말하기에 이른 것이 아닐까? 그런데도 앞으로 9개 대학병원들이 수도권에 분원을 내고, 5년 내에 6600개의 병상이 더 생길 예정이다. 당연히 과잉 진료가 더 늘어날 수밖에 없다.

한국 사회에서 살아가는 한 이러한 의료 시스템에서 자유롭지는 못할 것이다. 하지만 의료 시스템의 실상과 본질을 아는 것과 모르는 것은 큰 차이가 있다. 알면 과잉 진료를 경계할 수 있고, 지금 받고 있을지도 모르는 과잉 치료에서 벗어날 수 있기 때문이다. 질병의 치료뿐 아니라 이후의 건강 상태에 이르기까지, 자신의 몸에 대한 모든 결정권을 무조건 의료 시스템에만 맡기고 그 결과가 좋기만 기대하는 것은 지나치게 순진한 생각이다.

최첨단 의학도
주목하는
암 치료에서의
‘자연치유력’

오랜 역사 속에서 치밀하게
연구되어온 질병, 암

　대부분의 암 환자들은 병원에서 암 진단을 받으면 자연스럽게 그 병원에서 치료까지 받는다. 이런 의료 시스템은 '암 진단과 치료는 서양의학으로'라는 등식을 만들어냈다. 그렇다 보니 사람들은 암 치료와 관련해서 한의학을 배제하기 일쑤였다. "한의학이 어떻게 암을 낫게 해?", "한의학에서 암을 다루기는 하나?"라고 의아해하고, 한의학을 암 치료의 보조 수단쯤으로 여기는 경우가 많다.

　그러나 반만년 역사의 **한의학에서는 의학의 발생 시점부터 암을 매우 중요한 연구 과제의 하나로 여겼으며, 암에 대한 탁월한 식견으로 암의 원인을 밝히고 치료하기 위한 다양한 연구와 치료를 치열히 진행하고 있다.**

BC 1600년경, 동서양이 비슷하게 암 발견

암에 대한 발견은 동양과 서양에서 거의 비슷한 시기에 이루어졌다. 이집트 파피루스에 기록된 내용에 의하면 서양의학에서 암을 발견한 것은 BC 1600년경이었다. 당시에 암, 즉 cancer라는 명칭은 종양의 전이 모양이 게(Crab)의 다리 모양과 비슷하다고 해서 붙여졌다.

동양의학에서의 암 발견은 갑골문자(甲骨文字, 중국 최초의 문자)로 지어진 갑골문에 기록되어 있다. 갑골문자는 중국 고대 상(商)나라에서 유래된 문자로 BC 1600~BC 1046년 사이에 쓰였다.

이처럼 암은 동양과 서양 모두에서 BC 1600년 전후로 발견되었으며, 암에 관한 연구 역시 동양의학과 서양의학에서 동시에 이루어졌다.

당시 중의학에서는 암을 '류(瘤)'라고 지칭했다. 이후 중국에 '양의(瘍醫)'라고 불린 전문직이 등장했는데, 이들은 종양을 전문적으로 치료했다. 여기에서 양(瘍)이라는 말은 '헐다'는 뜻이며 부스럼, 두창(천연두), 상처, 종기, 가축의 설사병 등을 지칭한다. 지금으로 치면 '암 전문 의사'가 있었다는 얘기인데, 그 시절에도 종양의 심각성을 인지하고 일반 질병보다 더 엄격하고 전문적으로 다루었음을 엿볼 수 있다.

또 과거 중의학에서는 지금처럼 악성종양과 양성종양을 구분했다. 서양의학의 발견에서와 마찬가지로 양성종양은 전이가 거의 이뤄지지 않고 생명에도 별 영향을 미치지 않는 반면 악성종양은 활발히 증식하며 생명에 직접적인 영향을 미치는 것으로 보고 관련 연구를 진행해왔다.

중의학의 종양 분류

양성종양	악성종양
• 골류(骨瘤) : 뼈의 종양 • 근류(筋瘤) : 연조직 종양 • 담핵(痰核) : 지방종, 만성 임파결염, 　　　　결핵 등	• 열격(噎膈) : 식도암 • 폐적(肺積) : 폐암 • 심적(心積) : 위암 • 석영(石癭) : 갑상선암 • 유석옹(乳石癰) : 유방암

한의학의 암 연구에 관한 기록

한의학에서도 암에 관한 연구가 전문적으로 이루어져왔다. 고려시대에는 침술로 종양을 다스리는 '주금업(呪噤業)'이라는 직책이 있었고[11], 조선 중기에는 '치종청(治腫廳)'이라는 의료기관에서 종양 치료를 담당했다. 당시 치종청에 근무하던 명의가 있었으니, 바로 임언국이다. 그는 침술을 이용해 내부 장기의 종양까지 치료한 인물로, 그와 관련된 일화가 다음과 같이 소개되고 있다.

예조가 대신들과 상의해서 임금께 아뢰어 임언국을 불러오도록 하여 비로소 서울로 왔다. (중략) 예조가 임금께 젊은 의관들을 뽑도록 계를 올림으로써 몇몇 이들이 그 침법을 전수받게 되었고, 따로 도읍 내 중앙 경저에 치종청을 설치하여 침의로 하여금 매일 수시로 일을 보도록 하였다. 무릇 종기를 앓는 사람의 왕래가 끊이지 않았고 궁궐 오백 리 이내 지역의 백성에게는 왕진을 가서 치료하였다. _《한고관외사(寒皐觀外史)》[12]

종합하면, 중국은 물론 우리나라에서도 암에 관한 다양한 연구와 치료가 행해져왔지만 현대사회로 오면서 '암은 서양의학으로 치료할 수 있다'는 편견이 형성된 것이 현실이다.

그렇다면 왜 이러한 분위기가 형성된 것일까? 물론 여기에는 여러 가지 이유가 있겠지만, 한의학과 서양의학이 가진 암에 대한 인식과 치료에 대한 접근법이 너무 다르다는 점이 가장 크게 작용한 것으로 보인다.

서양의학에서는 암 환자에게 "암은 당장 죽을 수도 있는 절박한 질병이니 당장 암을 치료해야 한다"고 강조함으로써 환자들이 강한 불안과 심리적 동요를 겪게 만든다. 또 '암 환자 5년 생존율'이라는 표현을 통해 암 환자의 삶과 죽음을 숫자로 표시해준다. 이를 접한 환자들은 더 큰 공포에 휩싸여서, 당장 병원으로 달려가 의사와 병원 시스템에 생명을 전적으로 맡겨야만 생존율을 높일 수 있다고 인식하게 되었다.

반면 동양의학과 **한의학에서는 암을 '만성질환의 일종'으로 보고 접근한다. 면역력이 전반적으로 떨어져 종양이 생겼으니 면역력을 좋게 하면 충분히 나을 수 있고 극복할 수 있다고 본다.** 자연히 '당신의 생존율은 몇 퍼센트'라는 급진적인 진단도 내리지 않고, '당장 치료하지 않으면 죽는다'는 식으로 지나치게 공포심을 조장하지도 않는다. 그렇다고 해서 한의학이 암을 쉬운 질병 혹은 '몇 번의 치료로 나을 수 있는 병'이라고 가볍게 여긴다는 것은 아니다. 다만 서양의학의 단정적인 표현과는 달리, 전신의 건강 상태를 꾸준히 개선하면 나을 수 있다는 희망을 환자에게 전해준다. 그러니 한의학 치료를 받는 사람들의 심리 상태와 반응이 서양의학 치료만 받는 사람들과는 다를 수밖에 없는 것이다.

지금 필요한 건 암 치료에 대한 인식의 변화

한의학이 암 치료에 적합하지 않다는 편견은 의료계에서 한의학을 일컫는 용어에도 반영되어 있다. 미국과 영국에서는 서양의학을 제외한 전통의학과 민간요법을 통틀어 '보완의학', '대체의학'이라고 부른다. 여기에는 동양의학, 한의학도 포함된다. 최근에는 이 둘을 합쳐서 '보완대체의학(CAM; Complementary & Alternative Medicine)'이라는 용어도 생겼다. 그런데 이러한 용어에는 이미 '주류 VS 비주류'의 개념이 담겨 있다. 서양의학은 '정식' 의학이며 '중심' 의학이고, 한의학은 '보완'하고 '대체'하는 의학이라는 뉘앙스가 강하게 풍긴다. 그러니 '서양의학은 1차적으로 매우 중요한 의학이고, 동양의학과 한의학은 서양의학을 보조하는 의학'이라는 인식이 퍼진 것이다.

하지만 앞에서 살펴봤듯, 동양의학과 서양의학 모두 비슷한 시기에 암을 발견했고 각자의 관점에서 암에 대한 체계적이고 치밀한 연구를 꾸준히 이어왔다. 최근에는 한의학과 서양의학의 경계가 흐려지는 조짐이 나타나기 시작했다. 한의학에서 암 종양의 크기 축소나 암 완치에 효과가 있는 치료법에 관한 분석이 대내외적으로 활발히 진행되는가 하면, 서양의학에서는 암 환자의 치료 부작용이나 삶의 질 개선에 대한 한의학적 효과에 주목하고 있다. 그러니 진정으로 환자 중심의 암 치료를 원한다면 한의학을 비주류나 대체의학이라고 한정해서 보는 인식을 하루 빨리 떨칠 필요가 있다.

일본 도쿄대병원장을 역임한 나가이 교수는 이렇게 말했다.

> 병의 원인을 규명해 그 원인에 대처하는 혈관 질환의 치료에서는 원인을 알 수 없는 질환에 대한 치료법을 구사할 수 없으며, 나아가 원인을 알더라도 대처 수단이 개발되지 못하면 이 또한 속수무책이다. 서양의학의 눈부신 발전에 현혹되어서는 안 된다. 서양의학이 만능이라는 것은 환각에 지나지 않는다. 서양의학에도 약점이 있으며, 특히 난치성 신경 질환에 대해서는 한의학 치료에 양보해야 한다. (중략) 서양의학적 지식만 있는 의사는 의사로서 치명적인 결함이 있는 의료인이며, 혈관 질환적 치료만을 행하는 의료기관은 결함 의료기관이라는 인식을 일반 사람들은 가져야 한다.[13]

그의 말 중에서 '서양의학적 지식만 있는 의사는 의사로서 치명적인 결함이 있는 의료인'이라는 표현은 조금 과격하게 들릴 수도 있다. 하지만 지금과 같이 동양의학과 서양의학에 대한 인식이 기울어진 상황에서는 유의미하게 받아들여야 한다.

중국과 한국의 의학 발전의 역사를 살펴보며 한의학과 서양의학에 대한 인식의 균형을 되찾으려 하는 것은 보다 나은 의료를 위한 노력이다. 의료는 생명을 다루는 일이기에 환자 중심의 의료를 위해 가능한 수단과 방법을 모두 동원하는 것이 당연한 일이며, 이 과정에서 일방적인 오해와 왜곡이 있다면 반드시 바로잡아야 한다. 무엇보다 이는 환자들을 포함한 의료 소비자들에게 더욱 필요한 일이다.

원인 불명의 자가면역질환도 치유하는 한의학

자가면역질환을 한마디로 설명하면 '내 몸이 나를 공격하는 질병'이라고 할 수 있다. 체내에서 만들어지는 특정한 물질이나 반응을 우리 몸의 면역계에서 외부의 세균이나 바이러스처럼 인식하고 전투적으로 공격하는 것이다. 이러한 반응에 대식세포, T세포 등의 면역세포가 참여하기에 '자가면역질환'이라고 부른다.

자가면역질환은 100명 중 5~10명 정도 발병하기에 국내에서는 '희귀 질병'으로 구분되는데, 정확한 환자의 규모는 파악되지 않고 있다. 다만 세계적으로 환자 수가 적지 않으며, 점차 늘어나는 것만은 분명하다. 예를 들어 60세 이상의 독일인 중에서 20% 이상이 자가면역질환 환자라 한다면 노인 5명 중 1명이 앓고 있다는 얘기인데, 이 정도면 결코 희귀하다고 할 수 없는 수치이다.

자가면역질환은 증상에 따라 무려 80여 가지 병명으로 진단이 가능하다. 전신홍반루푸스, 류머티즘성관절염, 쇼그렌증후군, 베체트병, 전신경화증, 다발근육염이 대표적이다. 자가면역질환도 암과 마찬가지로 원인을 특정하기가 쉽지 않다. 대체적으로 감염, 스트레스, 흡연과 음주, 약물, 외부 자극이 원인으로 알려져 있지만, 환자마다 발병 기전이 다르기에 원인을 하나로 특정하지 못하는 실정이다.

최근에는 자가면역질환의 여러 원인 가운데 '가공식품 위주의 서구화된 식단'이 주요 원인으로 지목받고 있다. 2022년 영국 프랜시스크릭연구소(Francis Crick Institute)의 과학자들은 "서구 식단 중 상당 부분을 차지하는 가공식품이 세계적인 자가면역질환의 증가로 이어질 수 있다"는 연구 결과를 발표했으며, "이전 연구들에 따르면 자가면역질환의 유병률이 지난 40년 동안 상승해왔다"고 밝혔다. 특히 "동아시아, 중동 등에서 자가면역질환이 급증하고 있으며, 이는 매우 의아한 결과"라고 말한다. 인류의 유전정보는 지난 수십 년간 변화가 없기에 자가면역질환이 느닷없이 나타날 리가 없다는 것이 그 근거다. 이런 상황이라면 결국 '외부 소인'이 원인일 수밖에 없고, 가공식품과 패스트푸드로 구성된 서구 식단이 주요 소인이라는 이야기다.

자가면역질환의 치료는 어떻게 이루어질까? 안타깝게도, 자가면역질환 치료제는 명백하게 밝혀진 것이 없다. 일부 환자들은 스테로이드제제에 의존하거나, 면역을 억제해서 면역반응을 줄이는 면역억제제로 대응하는 선에 그치고 있다.

한편에선 자가면역질환의 치료에 있어 한의학 치료법이 더 우수한 효과를 발휘한다고 말한다. 한의학에서는 이런 질병들의 원인을 어혈로 본다. 어혈은 몸속의 여러 곳을 흐르다가 특정 조직에 달라붙어서 문제를 일으킨다. 즉 어혈이 있는 곳에서 질병이 생긴다. 이 점은 고대 서양 의학의 근본적인 관점과 일치한다. 류머티즘성관절염의 어원인 '류마(rheuma)'는 '독소가 흐르며 여기저기로 이동한다'는 의미이다. 이는 한의학에서 말하는 어혈의 원리와 일치한다.

한의학에서는 두 가지 차원에서 자가면역질환을 치료한다. 하나는 어혈을 직접적으로 제거하는 것이고, 다른 하나는 생활습관의 변화를 유도해 면역력을 끌어올리고 어혈이 생길 수 있는 환경을 변화시키는 것이다. 침, 뜸, 한약 요법 등이 자가면역질환의 치료에 큰 도움이 될 수 있다.

이러한 근거에 기반해 경희대 한방병원에서는 2020년 국내 최초의 자가면역·난치질환센터를 구축했다. 이는 한의학만으로도 얼마든지 자가면역질환을 치료할 수 있다는 자신감이 바탕에 깔려 있다.

질병의 원인이 명확하지 않을수록 한의학 치료법이 해법이 되는 경우가 많다. 우리 몸에서 어떤 질병이 생기든 결국에는 '몸 전체'의 문제인데, 한의학은 '체내 장기들은 서로 연결되어 있다'는 관점에서 질병 치료에 임하기 때문이다.

암 환자가 한의학 치료를
받아야 하는 이유

주어진 문제를 해결하기 위해서는 올바른 방향을 설정하고 그 방향에 걸맞은 효율적인 방법을 선택해야 한다. 방향과 방법, 이 두 가지만 잘 선택해도 문제 해결은 이미 시작된 것이나 마찬가지다. 암 치료 역시 어떤 '선택'을 하느냐에 따라 성패가 갈린다.

암 진단을 받은 사람 앞에는 서양의학과 한의학이라는 두 갈래 길이 있다. 이 두 길은 지향점이 전혀 다르며, 시작점부터 확연하게 차이가 난다. 과정이 다르고, 결과의 성격도 매우 다르다. 그러나 안타깝게도 대부분의 암 환자들은 이 두 갈래 길의 존재 자체를 모른 채 한쪽 길로만 가도록 선택을 강요받는다. 이런 일을 겪지 않으려면 자신에게 주어진 두 갈래 길의 존재를 명확하게 인식하고 각 길의 장단점을 면밀히 따져볼 필요가 있다. 그런 이후에야 자신에게 맞는 최적의 치료법을 선택할 수 있다.

서양의학의 암 치료와 전혀 다른 치료 방향

암 치료를 둘러싼 서양의학과 한의학의 접근 방식은 차이가 크다. **한의학은 궁극적인 치료의 도구와 방법을 '인체 내부'에서 찾지만, 서양의학은 그것을 '인체 외부'에서 찾는다.**

인체 외부에서 찾는 치료 도구와 방법은 인위적인 성격이 강하다. 의사가 직접 메스를 들고 암세포가 있는 부위를 도려내는 수술 요법, 외부에서 약물을 투여함으로써 암세포를 사멸시키는 항암치료, 인체 외부의 에너지를 통해서 암세포를 파괴하는 방사선치료가 대표적이다. 반면 한의학은 치료의 핵심을 언제나 '인체 내부'에서 찾는다. 인체가 스스로 냉기와 독소를 배출할 수 있도록 돕고, 어혈이 빠져나올 수 있게 하며, 면역력을 높여서 스스로 암세포를 없앨 수 있도록 한다. 무엇보다도 마음을 안정시킴으로써 긍정적인 에너지로 체력을 회복하고 삶의 희망을 되찾을 수 있도록 돕는다.

이러한 궁극적인 차이는 환자들이 느끼는 병원과 의사에 대한 인식에도 영향을 미친다. 서양의학적 치료를 받는 환자는 면역력과 치유력이

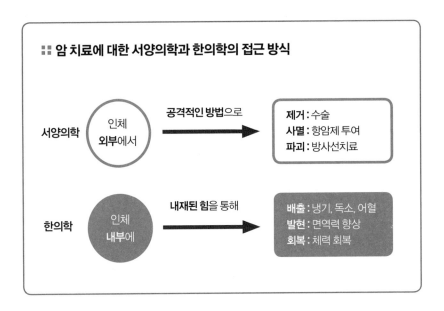

:: 암 치료에 대한 서양의학과 한의학의 접근 방식

서양의학   인체
          외부에서   → 공격적인 방법으로   제거 : 수술
                                        사멸 : 항암제 투여
                                        파괴 : 방사선치료

한의학   인체
         내부에   → 내재된 힘을 통해   배출 : 냉기, 독소, 어혈
                                      발현 : 면역력 향상
                                      회복 : 체력 회복

배제된 상태에서 의사와 병원이 결정한 공격적인 외적 방법에 전적으로 매달리게 된다. 그렇다 보니 의사와 병원이 제1의 치료 주체가 되고, 환자는 수동적으로 치료를 받는 입장으로 전락해버리고 만다. 반면 한의학적 치료는 환자 자신이 제1의 주체가 된다는 특징이 있다. 한의사는 환자가 스스로 병을 이겨내도록 돕는 조력자이자 안내자일 뿐이다.

한의학이 이러한 치료 방식을 확립하게 된 것은 부정거사(扶正祛邪)와 공보겸시(攻補兼施)라는 중요한 치료 원칙 때문이다. 부정거사란 인체에 유익한 정기(正氣)를 강화하여 인체에 해로운 작용을 하는 사기(邪氣)를 몰아내는 것을 말한다. 치료의 중점을 질병 제거에 두는 것이 아니라 환자가 가진 면역력과 체력을 강화하고 에너지 생성에 집중하는 것에 둔다. 공보겸시도 마찬가지다. 공격하거나 보태거나 하는 한 가지 방법에 치우쳐 몸을 해치는 것이 아닌, 암을 공격하는 방법과 몸을 보전하고 보호하는 방법을 동시에 실행함으로써 치료 과정에서도 몸이 건강한 상태를 유지하게 해준다.

항암치료의 고통과 부작용을 완화하는 한의학 치료

부작용을 바라보는 관점도 다를 수밖에 없다. 서양의학의 경우 암을 공격해 제거하는 일에 집중하다 보니 치료 과정에서 발생하는 고통과 부작용을 당연시하거나 상대적으로 덜 중요하게 여긴다. 사전에 치료 부작용을 예고하면서 "어쩔 수 없이 겪어야 하는 일"이라는 말을 의사로부터 듣게 된 이상 환자도 받아들이는 것 외에 방법이 없다.

하지만 치료 부작용은 생각보다 심각하다. 극심한 통증, 불면, 피로, 구토가 대표적인데, 이 부작용들은 암 증상을 더욱 악화시킬 수 있다는 점에서 쉽게 넘길 일이 아니다. 게다가 반복되는 치료로 통증 등의 부작용이 계속되면 환자의 심리적 상태가 나빠져서 삶의 희망을 잃을 수 있고, 그 영향으로 암 치료 효과가 반감될 수도 있다. 지속되는 불면과 피로는 면역력을 약하게 만들어 암을 더 악화시킬 수 있다. 구토 증상은 제대로 된 식사를 하지 못하게 만들어 체력과 에너지를 고갈시키고 결국 영양실조 상태로 몰아간다. 영양실조 상태에 놓인 환자는 지속적인 치료가 어려우며, 심할 경우 사망의 위험에 처하게 된다. 병원의 3대 암 표준치료가 잘 진행되었더라도 치료 후 부작용이 너무 심하면 삶의 질이 현저하게 떨어진다. 여기에 더해 우울증 등으로 정신 건강까지 나빠질 수 있다.

의사와 병원의 시스템에 의존해야 하는 서양의학 치료는 환자가 병원을 벗어나 스스로 할 수 있는 방법이 거의 없다는 문제도 있다. 환자는 스스로 약을 조제할 수도 없고 수술 등 병원에서 받던 치료를 자체적으로 할 수도 없다. 오로지 병원과 약국을 들락거리며 몸 상태를 유지하는 상황에 처해진다. 그리고 병원의 방침에 따라 정기적으로 검진을 받아야 하기에 검진 날짜가 다가올 때마다 암이 전이되거나 재발되었으면 어쩌나 하는 마음에 환자의 불안감은 증폭된다.

한의학은 인체 내부에 집중하면서 서양의학적 암 치료의 부작용을 덜어내기 위해 많은 연구를 해왔다. 2017년 국내에서는 〈말기암 환자에서 한의학적 완화치료법 현황에 대한 체계적 문헌 고찰〉이라는 논문이 발표됐다.[14] 이 논문은 침, 뜸, 한약과 관련된 논문을 선별하고 영국, 미국, 대만, 일본, 중국의 자료들을 대조하는 방식으로 연구된 내용을 담고 있다. 논문에 의하면, 침 치료는 구역질과 구토, 그리고 이로 인한 불안감을 감소시키는 데 매우 효과적인 것으로 나타났다. 또 피로를 완화하고 체내의 면역세포인 백혈구가 줄어드는 백혈구감소증을 막는 데도 유효한 결과를 보였다. 뜸 치료 역시 마찬가지 역할을 했으며, 이러한 한의학적 치료를 받은 환자들은 대부분 만족스런 결과를 보였다. 무엇보다 치료 부작용이 거의 없거나 환자가 느끼지 못할 정도로 미미했다는 점이 서양의학적 치료와 크게 대비되는 지점이다. 탕약 역시 상당한 도움이 되는 것으로 밝혀졌다. 보중익기탕, 십전대보탕, 인삼양영탕, 삼출건비탕, 향사육군자탕, 비화음, 반하복령탕과 같은 빈용처방 탕제들은 다양한 항암치료 부작용에 대해 의미 있는 완화 효과를 보이고 있다.

2011년에도 한의학적 암 치료의 효과에 대한 연구 결과가 있었다. 침술로 치료적 자극을 가하면 대표적인 항암치료 부작용인 오심, 구토, 암성통증, 우울 및 불안감, 상열감, 백혈구감소증, 피로감, 신경병증, 불면증은 물론 방사선치료가 유발하는 구강건조증, 호흡곤란 등이 유효하게 해결된다는 것이 주요 내용이다.[15]

암이 생기지 않는 근본적인 환경 개선

이러한 연구들은 치료의 방향이 서로 다른 서양의학과 한의학이 각자의 한계를 보완하면서 통합적으로 암 치료에 접근한다면 더 나은 치료 효과를 볼 수 있다는 긍정적인 신호를 준다. 예를 들어, **암세포가 너무 커져서 면역력만으로 제어할 수 없다면 1차적으로 수술, 항암치료, 방사선 치료로 암을 처치한 후 한의학 치료로 부작용을 다스리면서 면역력을 회복하는 것이다.** 이렇게 하면 증상이 빠르게 완화되면서 죽음으로 가는 길을 멈출 수 있다. 대형 종합병원에서 양·한방 암 통합진료센터를 만드는 이유도 바로 여기에 있다.

실제로도 양·한방 통합치료가 암 환자의 생존율을 높이는 데 효과적인 것으로 나타나고 있다. 2022년《대한한의학회지》에 게재된 내용에 따르면, 대구통합의료원에 2년간 내원한 암 환자 678명 중 573명을 대상으로 화학요법, 보완대체의학, 한의학 치료와 임상적 요인들이 생존에 얼마나 영향을 미치는지를 연구한 결과 항암치료와 함께 한의학 치료를 받은 경우 216일로 가장 긴 생존 기간을 보였다.

한의학은 '차후에도 암이 생기지 않는 근본적인 환경 개선'이라는 목표를 가지고 환자의 면역력을 높여서 암을 이겨내는 방향으로 치료하기에 이후에도 대부분 면역력이 유지된다. 게다가 집중 치료가 종료된 후에도 환자는 집에서 스스로 얼마든지 건강한 생활습관을 이어갈 수 있기에 더 이상 암에 대한 불안감에 휩싸일 필요가 없다.

한의학 치료만이 암에서 해방될 수 있는 가장 합리적인 방안이라고 주장하는 것은 아니다. 서양의학 치료에 따라 암세포를 공격하고 잘라내고 파괴해야 할 때도 있는 만큼 무작정 한 가지 방법에만 매달리기보다는 단점과 부작용을 줄이는 방식으로 통합치료를 하는 것이 가장 지혜로운 치료법임을 기억해야 한다.

'미병' 상태에서 '체질'에 따라
암 예방이 가능한 한의학

한의학에는 '미병(未病)'이라는 개념이 있다. 아직 질병 단계는 아니지만 신체적 · 정신적 · 사회적으로 이상 증상을 보이며 일상생활에서 불편이 느껴지는 상태로, '정상적인 상태와 질병 상태의 중간인 회색지대'로 정의된다. 미병 상태를 암에 적용해보면 다음과 같다.

암은 어느 날 갑작스럽게 생기지 않는다. 암세포는 건강한 사람에게도 매일 수천 개씩 생겼다가 사라지는데, 수년 혹은 수십 년간 문제가 켜켜이 쌓여서 외부로 드러날 때 비로소 '암 진단'을 받게 된다. 그런데 안타깝게도 서양의학에는 '미병'의 개념이 없어서 진단을 받기도 전에 의료적 처치를 먼저 하는 것에 대해 논리적 모순으로 인식할 수 있다. 암을 예방하는 방법도 없다. 암세포가 관찰되지 않은 상태에서는 수술하기 힘들고, 방사선치료를 하거나 항암제를 투여하는 것도 불가능하다는 입장이기 때문이다. 즉 암 진단을 받지 않은 사람에게 의사들이 해줄 수 있는 것은 아무것도 없다. 그저 "건강관리를 잘하라"는 조언뿐이다. 반면 한의학에서는 질병은 아니지만 질병의 전단계라고 볼 수 있는 미병 상태를 인정하기 때문에 '암을 사전에 예방 · 치료'하는 것이 가능하다. 인체의 전반적인 자연치유력과 에너지를 되살리는 침, 뜸, 한약, 온열요법 등 다수의 치료법으로 면역력을 강화함으로써 매일 생기는 암세포를 무력화하는 것이다.

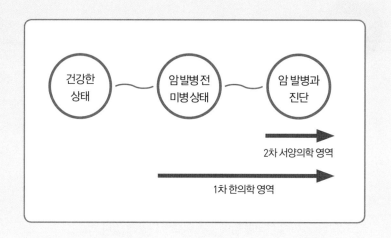

한의학에는 '체질'이라는 개념도 있다. 환자들의 평소 생활습관과 맥박 등을 살펴서 인체의 약한 부분과 강한 부분을 판별하고 그것에 맞게 처방을 하는 것이다. 체질의 개념이 없는 서양의학에서는 개인의 특성과 상관없이 증상 중심으로 처방하는 것과는 대조적이다.

결과적으로 암에서 자유롭고 싶다면 반드시 1차적으로 한의학의 도움을 받아서 면역력을 강화하고 암세포를 없애야 한다. 한의학은 암 진단으로 인한 불안과 고통을 줄여주고 부작용 없이 암 치료를 돕는 든든한 동반자가 되어줄 것이다.

생명 연장에도 탁월한
한의학의 암 치료법

암은 다른 질병과는 다르게 '죽음'과 닿아 있다. 암의 진행 정도에 따라 1기, 2기, 3기, 4기로 구분되다 보니 점차 죽음으로 향해 가는 것 같고, 무엇보다 '말기'라는 진단은 삶의 절벽에 서 있는 것 같은 느낌을 준다. 이처럼 암 진단은 고혈압이나 당뇨병 같은 만성질환을 진단받는 것과는 판이하게 다르다.

암이 풍기는 이런 압도적인 공포감 때문에 암 진단을 받으면 사느냐 죽느냐의 문제로 거론되고 '삶의 질'이나 '생명 연장'은 부차적인 문제로 여겨지는 것이 사실이다. 암 환자 스스로도 '고작 몇 달 더 살 텐데'라며 자포자기하게 되고, 통증이 심하면 약물로 가라앉히기 바빠 삶의 질을 개선해야겠다는 의지를 갖지도 못한다. 그러나 삶의 질과 생명 연장은 암의 극복을 결정짓는 중요한 부분으로, 특히 한의학이 가장 잘한다. 즉 한의학 치료는 암과의 싸움에서 최후의 보루이며, 암에 반격을 가할 수 있는 중요한 터닝 포인트이다.

치료 결과를 바꾸는 정신의 힘

암은 신체에만 문제를 일으키지 않는다. 암 진단으로 생기는 극심한 정신적 트라우마는 일반인의 유병률을 훨씬 뛰어넘는다. 2018년 〈영국 의학저널(The BMJ)〉에 따르면, 암 환자가 정신적 문제에 시달리는 경우는 일반인보다 2~3배 더 많다. **특히 한국인들은 정신적 스트레스에 더 취약한 성향을 보인다. '너무 힘들다'라고 호소하는 암 환자가 서양인은 30~40%이지만 한국인은 50%나 된다.** 그러나 환자 보호자나 의료진들은 '암이 낫지 않는 이상 우울증은 낫지 않는다'라고 여겨서 암세포를 없애는 것만 신경 쓸 뿐 암 환자의 정신적 문제에 적극적으로 대처하지 못하는 것이 사실이다.

중요한 사실은 이런 정신적인 문제가 암 치료에도 상당한 영향을 미친다는 점이다. 예를 들어, 정신적으로 비교적 안정된 환자는 치료에 대한 의지가 강하고 체력도 강해서 항암치료나 수술의 후유증을 비교적 잘 견디지만, 정신적으로 약한 암 환자는 부수적인 치료가 더해져 의료

비용이 증가한다는 연구 결과도 있다.

암 환자의 '생명 연장에 대한 의지'도 치료에 영향을 미친다. 실제로 극심한 우울과 자포자기에 다다른 암 환자들은 생명 연장에 의미를 두지 못하는 경우가 종종 있다. 특히 가족에 대한 미안함이 커지면서 '오래 살아봐야 민폐만 끼친다'는 생각을 하기에 이른다. 여기에 경제적 부담이 가중된다면 절망적인 생각은 더 깊어진다. 하지만 단 몇 개월이라도 생명이 연장된다고 생각하면 환자는 암 극복을 위한 노력을 더 할 수 있을 것이고, 이것이 암 치료에 실질적으로 도움이 될 수 있다. 그러니 '몇 개월 더 살아서 뭐하나'가 아니라 '그 몇 개월이 암을 이겨내는 데 큰 역할을 할 수 있다'고 생각해야 한다.

결과적으로 삶의 질과 생명 연장은 암과의 싸움에서 훌륭한 수단이자 도구이며, 암 극복에 필요한 힘을 주는 부스터이다.

중국, 일본의 연구에서도 밝혀진 한의학의 생명 연장 효과

2017년에 한국에서는 '글로벌 임상연구 정상회의 2017'이 개최됐다. 이 회의에 참석한 미국 보건성 의학연구위원회 전문자문위원 스테픈 로즌펠드(Stephen Rosenfeld) 박사는 이렇게 말했다.

지난 20년간 미국의 1인당 의료비 지출이 국내총생산(GDP)에서

17%대를 차지할 만큼 높아졌다. 또 미국을 비롯한 많은 국가에서 의료 분야에 대한 연구개발 투자를 늘렸지만 서양의학의 관점에서만 진행해왔기 때문에 평균수명이 크게 늘지 못하고 삶의 질이 개선되지 못하는 한계에 부딪히고 있다.

그는 이 문제에 관한 해결 방법으로 '통합의료(CIM; Comprehensive & Integrative Medicine)'를 언급했다. 통합의료란 서양의학과 동양의학(한의학)의 의미 있는 결합을 뜻한다. 그는 "외부에서 가해지는 힘(세균, 바이러스)에 직접 대응하는 서양의학과 달리 동양의학(한의학)은 인체의 조화와 내적 상태 강화에 초점을 맞춘다. 이는 서양의학이 놓치고 있는 중요한 부분이다"라고 언급했다. 특히 한의학은 삶의 질 개선과 생명 연장에 특화된 능력을 발휘하고 있다.

이러한 한의학의 능력은 국내를 넘어 중국과 일본에서도 관련 연구를 통해 속속들이 밝혀지고 있다. 대전대학교 대전한방병원 동서암센터에서는 말기암 진단을 받은 환자 273명을 7년간 추적 관찰하는 연구를 진행했다. 연구팀은 환자들에게 한약, 침술, 명상과 호흡법 등의 한의학 치료를 가미해 운동과 식사요법을 실시했다. 그 결과 통증, 식욕부진, 구토감이 현저하게 줄어들어 삶의 질이 개선됐으며, 예상 생존 기간이 평균 8주였던 환자들이 최소 16주 이상 생명을 연장한 것은 물론 24주 이상 살아남은 환자가 40%에 이르렀고, 2년 이상 생존한 환자도 있었다.

중국 베이징 광안먼병원 중국전통의학센터에서 10가지 한약재를 섞어서 말기폐암 환자에게 투여한 바 있다. 그 결과 3기 이상 폐암 환자의 3년 생존율이 15% 가량 연장된 것으로 밝혀졌다.

일본 삿포로의과대학 외과팀은 대장암 치료 후 면역력 증진을 목적으로 한약 '소시호탕'을 처방한 임상 연구를 진행했다. 그 결과 소시호탕을 복용한 환자들에게서 면역 기능이 회복되고 NK세포가 증가했다. 부작용은 전혀 없었으며, 암 수술 이후 체내 환경을 개선해 재발에 대한 예방 효과까지 있었다.

일본 오타루의 한 병원에서 실시된 임상 연구에서도 보약 계통의 탕약인 십전대보탕, 보중익기탕, 소시호탕을 사용한 결과 5년 생존율은 97%로, 일반 항암치료만 했을 때의 87%보다 더 높았고, 재발률 역시 5%로 일반 항암치료를 했을 때의 15%보다 10% 더 낮았다. 이러한 연구 결과만 봐도 한의학은 생명 연장에 있어 매우 유의미한 효과가 있음을 알 수 있다.

암을 이겨내고 만족도 높은 삶을 사는 비결

암 환자가 암을 극복하면 그 이후의 삶은 희망 그 자체다. 암을 극복해내고 일상으로 돌아온 암 환자는 과거보다 훨씬 만족도 높은 삶을 살 수 있기 때문이다. 통계청이 발표한 '2019 한국의 사회지표'에 따르면 우리나라 국민 중 '지금의 삶에 만족한다'는 비율은 60.7% 수준이었다. 그런데 암 관련 전문 매체인 〈암스쿨〉에서 진행한 설문조사에 따르면, 동일한 질문에 대한 만족도 비율은 67.1%에 달했다. 암을 겪어보지 못한 일반인보다 암 완치자의 만족도가 더 높은 것이다. 뿐만 아니라 사회적 고립감 측면에서도 일반인은 21%가 '그렇다'라고 응답했지만, 암 완치자들은 12%만이 '그렇다'라고 대답했다. 이 역시 암을 극복한 뒤에 더 긍정적으로 변한 심경을 보여주고 있다.[16)]

암은 삶에서 큰 좌절과 절망을 안겨주는 계기가 되기도 하지만, 그 과정을 이겨낼 경우 세상을 보는 관점이 완전히 달라져 이전보다 더 의욕 넘치고 풍요로운 사회적 관계 속에서 긍정적인 삶을 추구해나가게 된다. 특히 하루하루의 삶에 감사하며 살게 되는데, 감사하는 마음이 삶의 만족감을 더 높여준다. 이는 한의학에 의해 충분히 이뤄낼 수 있는 일이다. **서양의학의 암 3대 표준치료에만 매몰되어서 '죽느냐 사느냐'만 따질 것이 아니라, 한의학을 통해 꾸준하게 면역력과 자연치유력을 높이고 마음 상태까지 보살펴서 생명을 연장한다면 그 끝에는 완치와 함께 더 아름다운 삶이 기다리고 있을 것이다.**

암 3대 표준치료 전후에
주목해야 할 것들

서양의학의 암 3대 표준치료는 너무 독해서 힘든 고통을 남긴다. 그래서 표준치료 전후에 부작용을 완화해줄 수 있는 치료를 하면 고통을 줄이는 데 큰 도움이 될 수 있다.

우선, 암을 진단받고 본격적인 표준치료에 들어가기 전에 받아야 할 치료가 있다. 병원에서 암 진단을 받으면 큰 충격, 한마디로 극도의 스트레스를 받게 된다. 이럴 때는 기력이 떨어지고 면역력도 저하되어 암세포가 더욱 증식한다. 따라서 표준치료 전에 다양한 약재를 통해 심신을 안정시키고 면역력을 상승시켜놓아야 한다. 뜸, 맞춤 한약, 한방 팩, 미슬토 요법, 고농도 비타민C 요법 등이 효과적이다.

암을 치료하는 과정에서는 식욕부진을 해결해야 한다. 수술, 항암치료, 방사선치료를 받고 나면 식욕이 급격히 떨어지고, 심할 경우 음식을 거의 먹지 못하는 상태에 이른다. 그리고 수술 부위에서 생기는 강한 통증으로 기력도 떨어진다. 이때는 식욕부진과 영양 상태를 개선하는 보완적 치료와 통증을 완화하는 방법을 강구할 필요가 있다.

표준치료를 받았더라도 암세포가 완전히 사라졌다고 볼 수 없으니 암세포의 증식을 꾸준하게 억제할 수 있는 별도의 치료도 필요하다. 또 방사선치료를 받으면 치료 부위의 정상 세포도 파괴되는데 이를 재생시키지 않으면 후유증이 오래간다는 점에도 주의를 기울여야 한다.

미국에서 시작된
암 치료에 대한 변화

　최근 미국을 중심으로 암 치료법이 변화하고 있다. 무조건 공격적으로 암세포를 제거하고 사멸시키는 대신, 암이라는 질병을 '통제하는' 방식에 대한 이해가 생겨난 것이다. 암에 대한 공포스러운 인식도 조금씩 변하고 있다. 기존의 서양의학에서는 '무한 증식하는 암세포 앞에서 인간은 무력하다'는 이미지를 전제해왔다. 그래서 암의 공포에서 벗어나기 위해 공격적으로 암세포를 제거하고 사멸시켜온 것인데, 최근에는 이역시 변화의 흐름에 놓여 있다.

암 치료에 대한 새로운 목표

최근 서양의학에서 가장 눈에 띄는 변화는 '질병 안정(Stable Disease)'과 '질병 통제(Disease Control)'라는 개념이 생긴 것이다. 암 치료의 목표를 완치가 아닌, 꾸준한 관리와 통제에 두기 시작한 것이다. 이는 당장 종양의 크기를 줄이기보다는 종양이 더 이상 자라지 못하게 하는 '통제'를 의미한다.

1913년에 설립된 미국암협회(ACS; The American Cancer Society)는 이러한 변화의 흐름에서 가장 앞서가는 단체다. 미국 전역에서 활동하는 자발적 건강 단체로, 250개의 지부가 결성되어 있다. 의사, 간호사, 암 환자와 그 가족들이 회원이다. 이 협회가 게재하는 글과 보고서 등은 개인이나 단체의 의견 표명이 아닌, 미국의 주요 암 연구소와 연구센터 등에서 발표되는 글과 동일하게 '검증된 자료'로 인식될 만큼 신빙성이 높아 국내 언론들도 종종 이 협회의 발표를 기사화하고 있다. 이 협회에서는 '암을 만성질환으로 관리하기'라는 가이드라인을 통해 암이 안정되고 통제될 수 있다는 사실을 명확하게 밝히고 있다.

> 암이 항상 일회성인 것은 아니다. 암은 자세히 관찰하고 치료할 수 있지만, 때때로 완전히 사라지지 않는다. 그것은 당뇨병이나 심장병과 마찬가지로 만성적인(진행 중인) 질병일 수 있다. 난소암, 만성 백혈병, 그리고 일부 림프종과 같은 특정 암 유형이 여기에 해

당된다. 때때로 전이성 유방암이나 전립선암과 같이 신체의 다른 부분에서 전이되거나 재발한 암도 만성 암이 된다. 암은 치료를 통해 통제될 수 있는데, 이는 암이 사라지거나 그대로 유지되는 것처럼 보일 수 있다는 것을 의미한다. 치료를 받는 한 암은 자라거나 퍼지지 않을 수도 있다. 때때로 치료에 의해 축소된 암이 다시 자라기 전에 휴식을 취할 수 있지만 두 경우 모두 암은 여전히 존재한다. 암은 사라지지 않고 멀어지지도 않는다. 치료되지도 않는다. (중략) 대부분의 만성 암은 치료될 수 없지만, 일부 암은 몇 달, 심지어 몇 년 동안 통제될 수는 있다.[17]

이러한 '암의 통제와 안정'의 개념은 어떤 의미에서는 환자에게 낙담을 안겨줄 수도 있다. 환자들은 암에서 완전히 해방되고 싶은 마음이 간절하지만, 현실적으로 그것이 쉽지 않은 일이라고 말하는 것처럼 들릴 수도 있기 때문이다. 하지만 항암치료 중에 사망하는 환자가 적지 않다는 점에서 본다면 '통제와 안정'은 암 치료에 대한 완전히 새로운 개념이자 환자 스스로 자신의 인생을 새롭게 정의할 수 있는 기회가 되기도 한다. '암과 함께 살아가는 인생'으로 말이다. 암에서 낫기 위해 죽음의 문턱을 오가는 고통을 겪으며 치료받는 것이 아니라, 일상에서 암을 잘 관리하고 통제하면서 삶의 질을 높이고 남은 인생을 보다 편안하게 보내는 것을 목표로 할 수 있다.

관리하고 통제하며 암과 함께 늙어가기

이러한 변화에 발맞추듯 항암제 개발 분야에서는 암세포를 완전히 박멸하기보다는 환자들의 장기 생존율을 높이는 것에 목표를 둔 제품들이 개발되고 있다. 실제로 폐암 항암제인 '키트루다'의 경우 폐암 환자의 기대여명을 6개월에서 5년 이상으로 만든다는 연구 결과가 발표됐다. 과거 대부분의 항암제는 암세포를 직접 공격하는 방식으로 작용했지만 키트루다는 '면역세포인 T세포를 활성화시키는 기전'이 목표이다. 즉 항암 치료 효과를 오랜 기간 유지하기 위해 개발된 것이다. 그 결과 2년간의 치료를 마친 환자 10명 중 7명이 5년간의 추적 시점에 생존해 있었다는, 매우 고무적인 결과를 얻었다고 자평하고 있다.

과거 뉴욕타임스 베스트셀러 1위에 올랐던《혁신적인 치료법으로 암을 고치는 미국 의사들》에도 '관리와 통제'에 관한 이야기가 나온다. 저자인 수제인 소머스(Suzanne Somers)는 이렇게 말하고 있다.

> 암이 정복된다면 현재의 모든 암 치료법이 중단될 것이고, 기존 의학계는 암 치료에 대한 완전히 새로운 접근법을 배워야 할 것이다. 여기에서의 새로운 접근법이란 암을 '통제'하는 것을 말한다. 이 책에 소개된 인터뷰를 통해 알게 된 것은, 어떤 암들은 마치 당뇨병처럼 '통제'가 가능하다는 것이다. 버진스키 박사의 환자들은 절대 자신이 시한부 인생을 사는 말기암 환자라고 생각하지 않는

다. 그들은 암과 함께 살아간다. 암을 '통제'하는 것이다. 어떻게 보면 이것이 '완치'보다 편안한 표현일 수도 있겠다.

서양의학이 오랜 기간 암세포의 박멸을 위해 항암치료를 받은 환자들의 고통과 죽음을 외면하다가 최근에 '통제와 안정'이라는 인식에 다다랐다면, 한의학에서는 이미 수천 년 전부터 이러한 인식을 하면서 암을 안정화하고 관리하는 치료법을 시행해왔다.

12세기경 중국에는 '금원사대가(金元四大家)'라고 불리는 사람들이 있었다. 금나라와 원나라의 의학에 큰 영향력을 발휘했던 네 명의 의사를 말한다. 그중 한 명이었던 **장종정은 '여인해로(如人偕老)'라는 말을 통해 '(종양은) 사람과 함께 늙는다'라는 개념을 제시했다.** 종양을 완전히 없애는 것이 불가능하다면 종양의 성장을 억누르고 관리할 수 있다는 것이다. 이러한 관점은 한의학에서 여전히 유효하고 치료법의 근간이 되고 있다. 암을 만성질환의 하나로 보면서 꾸준한 관리로 상황이 더 이상 나빠지지 않게 하고, 그 결과 삶의 질을 개선하는 것이다.

《동의보감》에도 '양정적자제(養正積自除)'에 관한 이야기가 나온다. 이는 암에 대한 치료법으로, '정기를 보하면 덩어리가 저절로 사라진다'는 의미이다. 이 내용에서 우리는 과거에도 암을 치료하는 약물이 심각한 결과를 초래했음을 알 수 있다.

적을 없애기 위해 독약을 사용할 때는 적이 어느 정도 쇠퇴하면 복약을 중지해야 하며, (중략) 절반 이상 줄어들면 약을 끊어야지 약이 지나치면 죽는다. 빈대를 없앤다고 집을 태울 수는 없지 않겠는가. (중략) 바른 것(正)을 기르면 적(積)이 저절로 없어진다. 사람으로 하여금 생명력을 충족하고 위를 튼튼하게 하면 적이 저절로 소멸된다. 더욱이 육식 등의 진미와 성욕을 삼가고 성을 내지 말고 생각을 바르게 하는 것이 만전(萬全. 조금의 위험도 없이 아주 안전함)하면서도 무해한 방법이 아닐까 한다.

앞에서도 살펴봤듯이, 한의학은 서양의학을 대체하거나 보완하는 학문이 아니다. 역사가 깊을 뿐만 아니라 서양의학이 최근 들어 깨달은 '통제와 안정'의 개념을 이미 수천 년 전부터 깨닫고 있었다. 그런 점에서 한의학은 서양의학과 함께 암을 치료하는 가장 유력한 방법이고, 중요하면서도 독창적인 방법임은 두말할 필요가 없다.

세계가 인정하는
한의학의
암 정복 원리

통증과 식욕부진을 해결하는
뜸 치료

한의학에서 암 치료에 효과가 큰 방법 중 하나가 뜸 치료이다. 뜸을 뜨면 따뜻한 기운이 피부 속으로 침투해 경락을 덥히고 기혈의 순환을 자극한다. 과거에는 뜸 치료가 그저 한의학의 전통적 치료법으로 인식되었을 뿐 과학적으로 증명되거나 임상 실험된 결과가 발표되는 경우는 그리 많지 않았다. 하지만 최근 10년 사이에 뜸의 효능이 과학적으로 증명되고 있으며, 암의 근본 치료는 물론 예방의학의 역할도 한다는 사실이 밝혀지고 있다.

3000년간 검증된 치료법

뜸은 아주 오래전부터 활용되어온 건강 비법 중의 하나다. 한의학에서 뜸의 역사는 3000년 정도 된 것으로 알려져 있다. 이것은 단지 '역사가 길다'는 것만 뜻하지 않는다. 오랜 세월 동안 반복적으로 시행되면서 효과가 검증됐고, 수많은 사람이 그 효과를 경험했다는 것을 의미한다. 그래서 뜸을 '3000년간 검증된 의학적 치료법'이라고 하는 것이다.

송나라 시대(960~1279년)에는 전수하기 다소 어렵다는 이유로 침술보다는 뜸을 위급할 때 사람을 구하는 최고의 치료법으로 전수해왔다. 당시 부유층에서는 뜸을 무시했다. 하지만 일반 서민에게는 더할 수 없이 소중한 건강 비책이었다. 급성질환이 있을 때도 뜸은 탁월한 효능을 발휘해 많은 사람에게 도움을 주었다.

명나라 시대(1328~1644년)에 발간된 치료 전문서《홍로점설(紅爐點雪)》에는 '뜸은 냉증이나 한증에만 사용되는 치료법이 아니라, 고열이 나거나 몸의 수분이나 영양물질이 고갈된 음허증(陰虛證) 등 거의 모든 병에 활용할 수 있는 치료법이고, 때로는 약보다 더 효과가 있다'고 기록되어 있다. 명나라 때 발간된《의학입문(醫學入門)》에도 **'뜸은 몸의 열기를 내리거나 발산시키고 기운을 온전하게 회복하는 등 여러 종류의 한열허실(寒熱虛實)에 다양하게 사용될 수 있는 치료법'**이라고 기록되어 있다. 특히 뜸 치료는 냉기 제거에 탁월한 효과를 발휘한다.

여러 연구에서 증명된 뜸의 치료 효과를 종합하면 다음과 같다.

- 찬 기운을 제거하고 몸을 따뜻하게 해서 육체 피로는 물론 정신적 스트레스를 개선하는 데 탁월하다.
- 냉기로 인해 생기는 신체 곳곳의 통증을 치료한다.
- 기혈, 즉 신체 내 에너지의 원활한 흐름을 도와 어혈과 독소를 제거한다. 그 결과 복부비만, 변비, 설사가 완화된다.
- 허한 기를 보충하고, 좋은 기의 흐름을 전신에 퍼뜨린다.
- 피부 질환, 생리통, 상기, 여성 불임 등 각종 부인과 질환에 도움이 된다.
- 남성 생식기 질환인 조루와 발기부전, 전립선 건강 증진에 효과가 있다.
- 혈액의 질과 양을 개선해 혈액 순환을 원활하게 함으로써 고혈압의 원인을 근본적으로 제거한다.
- 암으로 인한 통증과 식욕부진을 해결하고, 숙면을 유도하며, 면역력 증진을 통해 자연치유력을 높인다.
- 해독 작용이 강해서 오래된 알코올의존증에서 벗어나게 해주며, 제초제를 음독한 경우에도 생명을 살릴 수 있다.
- 식욕 조절을 돕고, 신진대사를 정상적으로 만들어준다. 그 결과 체중을 15kg 감량한 경우도 있다. 반대로, 허약하고 마른 사람의 경우 표준체중으로 회복되는 것을 돕는다.

무엇보다 뜸 치료는 암 치료에도 상당한 효과를 발휘한다. 암세포는 기본적으로 열에 매우 약하다. 체온이 높게 유지되면 자연스럽게 암세포가 사멸하는 것도 이런 이유에서다. 따라서 암 부위 혹은 복부 주변에 뜸을 떠 열을 가하면 암세포가 줄어들고 백혈구가 증가해 암 치료에 큰 도움을 줄 수 있다. 일본 국립예방위생연구소에서 자궁암세포를 추출해 열을 가한 결과 39.6℃에서 암세포가 전멸했으며, 정상 세포에는 거의 피해가 가지 않았다고 한다.

세계적 학술지에 등재된 뜸의 효과

뜸의 탁월한 치료 효과를 좀 더 깊이 이해하려면 한의학의 온경과 부정의 원리에 대해 알 필요가 있다.

- **온경(溫經)**: 경락과 그 주위를 활동력 있게 만들고, 찬 성질에 의해 막혀 있던 혈류를 뚫어서 병리적인 상태를 해소한다.
- **부정(扶正)**: 병에 대항하는 인체의 힘을 키우고 안정화한다.

쉽게 말하면 '병리적인 상태를 해소하고, 자연치유력을 강화하는 것'이 바로 온경과 부정의 원리이다. 이를 통해 우리 몸은 염증이 억제되고 피로 물질을 제거하고 면역기능을 강화한다.

암을 치료하기 위해서는 기본적으로 하복부, 등 상부 · 중부 · 하부, 머리와 사타구니, 발바닥 등 전신에 뜸을 뜬다. 뜸 시간은 한 번에 30분~1시간 정도 소요된다. 대체로 1개월 정도 뜸 치료를 꾸준하게 하면 암세포가 줄어들고 불편한 증상도 많이 호전된다. 말기암 환자라 하더라도 100일 이상 뜸 치료를 꾸준하게 받으면 극심한 통증이 현저하게 완화되는 것은 물론 식욕이 되살아나고, 밤에 숙면을 취할 수 있다. 또 대소변을 통해 독소와 노폐물이 대량 배출되고 악취가 줄어드는 효과도 있다. 이는 어혈이 녹아내리고 독소가 사라지는 현상이다. 이런 과정을 거치면 암 환자의 체력이 회복되면서 암을 이겨낼 수 있는 힘이 생긴다.

현대에 들어 의학과 과학이 결합하면서 이러한 뜸의 효능도 과학적으로 검증되고 있다. 뜸과 관련된 연구가 세계적인 학술지에 등재되는 경우도 많다. 2014년 경희대학교한방병원 한방암클리닉 이재동 교수팀은 피로를 호소하는 환자에게 뜸 치료를 시행한 결과, 뜸 치료를 받지 않은 환자보다 피로 회복률이 무려 73%나 높았다는 결과를 국제 학술지《암 환자 관리(Supportive Care in Cancer)》에 발표했다. 같은 해 강동경희대학교한방병원 한방암센터 윤성우 교수팀은 논문 〈전이암 환자의 암성통증에 뜸 치료의 진통 효과에 관한 임상 연구〉를 발표했다. 이에 따르면 전이암 환자의 75% 이상에서 나타나는 암성통증에 뜸 치료가 효과가 있다는 사실이 확인됐다. 이 논문은 학술지《통합 암 치료(Integrative Cancer Therapies)》에 게재되었으며, 미국의 의학 웹사이트인 'MD링스'의 마취학 분야에서 우수 논문으로 소개되기도 했다.

2015년 한국한의학연구원 최선미 박사팀은 전국의 3개 거점 한방병원과 함께 무릎 관절염에 대한 뜸 치료 효과를 연구한 결과 25.6%의 개선 효과가 있다고 밝혔다. 이 연구는 미국 공공과학도서관 학술 저널인 《플로스 원(PLoS ONE)》에 게재되었다.

뜸 치료 시 나타나는 몸의 변화

필자가 암 환자들에게 뜸 치료를 한 결과, 시간이 흐르면서 다음과 같은 변화가 뚜렷하게 나타났다.

- **뜸 치료 2~3일 경과**: 암 환자들은 혈액 순환이 원활하지 않아 손과 발 끝의 혈색이 희미해지는 경우가 많다. 뜸 치료를 시작한 지 2~3일 정도 되면 손과 발에 서서히 혈색이 돌기 시작하고 기력이 조금씩 회복되면서 식욕이 살아난다. 눈의 초점도 비교적 또렷해지고, 영양실조에서 서서히 벗어나게 된다.
- **뜸 치료 3~5일 경과**: 자율신경계가 제대로 작동하지 않는 것은 암 환자들의 전형적인 특징이다. 그렇다 보니 숙면을 제대로 취하지 못하는 경우가 많다. 뜸 치료 후 3~5일 정도 되면 자율신경계가 안정되고, 숙면을 하게 되면서 삶에 대한 의욕이 서서히 살아난다.
- **뜸 치료 5~7일 경과**: 혈액이 맑아지고 산소 공급이 원활해지면서 면역력이 빠르게 회복되고 식욕이 촉진된다. 통증도 완화되고, 삶의 질을 높

이고 싶은 의욕이 생긴다.

- **뜸 치료 7~10일 경과** : 체내 독소와 노폐물이 상당히 배출되는 시기이다. 이때 다양한 호전증상이 나타날 수 있다.
- **뜸 치료 15~20일 경과** : 암세포의 활동이 현저하게 줄어들어 체온이 상승하면서 원기가 회복되고 면역력이 점차 정상화된다. 암과의 싸움에서 이길 수 있다는 자신감도 커진다.
- **뜸 치료 30일 이후** : 몸의 상태가 현저하게 호전되었음을 느끼게 된다.

필자는 직장암, 갑상선암, 폐암, 유방암, 뇌암, 간암 등 다양한 암 환자들을 직접 치료했다. 그중에서 유방암으로 인해 병원에서 3대 암 표준치료를 받고 다 나았다고 생각했지만 3년 만에 자궁과 간으로 전이된 환자의 사례를 소개하고 싶다. 그녀는 해외에서 거주하다가 국내로 돌아와 3개월 정도 뜸 치료를 받았다. 그 후 자궁과 간의 암이 호전되어 병원에서 정상으로 진단받았고, 이후에도 현재까지 꾸준하게 뜸 치료를 받으며 건강을 유지하고 있다.

죽음을 준비하던 폐암 환자도 있었다. 이 환자는 80세가 넘어 수술할 수 없다는 진단을 받고 결국 병원에서 퇴원해 죽음을 준비하는 단계에 들어섰다. 남은 수명이 3개월밖에 되지 않는다는 말에 환자는 깊은 절망에 빠졌다. 주변에서 권유하기도 했고, 마지막 치료를 받아보자는 생각으로 뜸 치료를 받기 시작했다. 필자의 한의원에서 가까운 곳에 숙소를 정하고 아침과 저녁으로 하루 두 번씩 뜸을 뜨고 탕약을 복용하고 침 시술까지 받았다. 7일 정도가 되자 배변을 정상적으로 하기 시작했고 식욕이 조금씩 회복되었다. 2주 정도가 지나자 숙면도 하게 되었다. 이후 꾸준하게 뜸 치료를 했고, 병원에서 3개월밖에 못 산다고 했지만 1년이 지나도록 건강한 상태를 유지하고 있다.

물론 뜸 치료를 받는다고 모든 암 환자가 건강한 삶을 영위할 수 있는 것은 아니다. 하지만 통증이 훨씬 줄어든 상태에서 비교적 편안히 삶의 마지막을 맞을 수 있다. 설령 말기암 환자더라도 100일 이상 꾸준하게 뜸 치료를 받으면 상당한 효과를 얻을 수 있다.

NIH도 WHO도 인정한
침 치료

침술은 인류의 기원과 함께해온 동양의학의 전통적인 치료법으로, 현재까지 수많은 임상 연구가 진행되었다. **각종 암성통증을 완화해준다는 사실은 이미 입증되었고, 심지어 암세포의 성장을 억제하거나 침 치료만으로 암을 치료할 수 있다는 연구 결과도 있다.** 특히 통증의 경감에 있어서는 탁월한 효과를 발휘한다. 암 3대 표준치료를 받는 환자들이 극심한 통증으로 치료를 중단하는 경우가 많다는 점에서 침 치료는 암 환자들에게 새로운 희망을 주는 치료법이 틀림없다.

미국국립보건원(NIH), 세계보건기구(WHO) 역시 침술의 효과를 인정하고 있다. 이제 침술은 암을 예방하고 싶은 사람은 물론 현재 암으로 고통받고 있는 사람들도 적극 활용할 필요가 있다.

닉슨 대통령을 놀라게 한 침 치료의 효과

침술의 기원은 선사시대로 거슬러 올라간다. 당시 인류는 돌이나 옥을 갈아 끝을 날카롭게 만든 도구로 피부를 자극해서 피를 내거나 고름을 짜내곤 했다. 이 도구를 '폄석(砭石)'이라고 부르는데, 쉽게 말하면 '돌침'이다. 중국의 오랜 의학서인《황제내경(黃帝內經)》에도 폄석을 사용해 치료한 기록이 있으며, 이후 중의학과 한의학에서 매우 중요한 치료법으로 자리매김했다.

이러한 침술이 서구사회에 알려지기 시작한 것은 1972년 미국의 리처드 닉슨(Richard Nixon) 대통령이 중국을 방문하면서다. 당시 미국에서는 진통제 남용으로 적지 않은 문제가 있었다. 그런데 진통제를 전혀 사용하지 않고 침술로 통증을 억제한 뒤 외과 수술을 하는 장면을 닉슨 대통령과 취재진이 목격한 것이다. 당시 그들로서는 엄청난 충격이었다. 이 때부터 혈관 질환을 치료하는 전문의들이 침술에 본격적으로 관심을 가지기 시작했고, 침술은 빠른 속도로 전파되었다. 이후 다양한 연구와 검증을 거친 끝에 세계보건기구는 침술로 치료가 가능한 40여 가지 질병을 추천했다. 당시 언급된 대표적 질병은 다음과 같다.

- **호흡기 질환**: 급성 비염, 감기, 급성 편도선염, 기관지천식

- **눈 질환**: 급성 결막염, 중심성 망막염, 근시, 합병증 없는 백내장

- **구강 질환**: 치통, 치은염, 급·만성 인두염

- **위장 질환**: 식도 및 분문 경련, 횡격막 경련, 위하수 위산 과다, 급· 만성 위염

- **신경 및 근골격계 질환**: 두통, 편두통, 삼차신경통, 안면마비, 좌골신경 통, 요통 등

미국 국립보건원(NIH) 역시 1997년에 침술과 관련해 다음과 같은 입장을 발표했다.

> 침술은 수술 후 화학요법에 따른 구역, 구토, 수술 후 통증 등을 억제하는 데 효능이 있다. 또 약물중독, 뇌졸중, 두통, 월경 시 경련, 섬유근육통, 관절염, 요통, 천식, 불안·공포, 불면증의 대체치료법으로 유용하다.

이렇듯 세계적인 기관들이 공식적으로 침 치료를 인정하고 있다는 점에서 한의학의 우수성이 증명되었다고 할 수 있다.

침 치료만으로 암 치료 가능

일부에서는 침 치료만으로도 암의 직접 치료에 유용하다는 연구 결과가 발표되고 있다.

2011년 서울대 의대 소아청소년과 신희영 교수팀은 '재발성 영아섬유육종'을 앓고 있던 4세 환아가 일주일에 2회 침 치료를 받는 모습을 관찰했다. 당시 이 환아는 할 수 있는 치료는 다 해본 상태였으나 3차 재발이 된 상황이었고 6개월 시한부 판정을 받았다. 당시 아무런 희망이 없는 상태였지만, 신 교수는 친분이 있는 한의사에게 침 치료를 받을 수 있도록 했다. 그 결과 환아는 10년을 더 살았다. 다만 침 치료를 중단한 지 5개월 만에 종양이 급속도로 커지면서 결국 사망하였다. 신 교수는 한의학 관련 공청회에서 **"생존 기간 동안 환아는 항암치료와 면역치료를 하지 않았고 유일하게 침 치료에 의존했다. 이 경우 침 치료가 효과적이라는 데 반론을 제기할 의사는 없을 것"**이라고 말했다.[18]

2017년에도 침 치료만으로 암을 치료할 수 있다는 가능성을 보여준 연구 결과가 있었다. 대구경북과학기술원(DGIST) 에너지공학 전공 인수일 교수 연구팀과 대구한의대 이봉효 교수 연구팀은 쥐를 상대로 대장암 유도 물질을 투여한 뒤 침 치료를 하면서 단계별 변화를 관찰했다. 그 결과 침을 맞은 쥐는 대장암의 전조증상이 현저하게 줄어들었으며, 침 시술이 대장암의 진행 속도에 영향을 줄 수 있음이 밝혀졌다. 이 연구 결과는 세계적 학술지 《네이처》의 자매지인 《사이언티픽 리포트》 온라인판에 게재됐다.

이토록 놀라운 침 치료의 성과는 뇌, 장, 혹은 척수의 신경 활성 과정에서 나타나는 것으로 연구되고 있다. 예를 들어, 뇌의 경우 신경 활성과 통각 신경의 억제 및 스트레스 호르몬의 증가와 관련이 있고, 장에서는 염증성 인자가 감소하고 신경전달물질이 증가하는 것이 관찰되었다. 척수에서도 염증성 인자가 감소하고 통각 신경 활성이 억제되는 것으로 나타났다.

이 과정에서 주목해야 할 것은 '염증 제어의 원리'이다. 암도 염증에서 시작된다는 점에서 염증을 제어하는 침술의 원리는 향후 암을 비롯한 염증으로 유발되는 여러 질병에 도움이 될 것으로 보인다. 현재 하버드대에서 발간하는 국제 학술지 《뉴런》에는 한의학 치료의 과학적 원리를 밝힌 연구가 게재되어 있다. 연구진이 침으로 경혈을 자극하니 신호 전달을 매개하는 특정 감각신경세포가 발견되었고 이 세포에서 시작해 좌골신경, 미주신경, 부신으로 이어지는 항염증 신경회로를 규명하게 되었다는 내용이다.

침을 통한 암 치료는 상당한 효과가 있으며, 그중에서도 통증 완화에 뛰어난 역할을 한다고 보여진다. 침술의 이러한 효과는 국내는 물론 세계적으로 인지도가 높은 암 전문병원, 그리고 미국 정부의 공인을 받는 기관에서도 인정받고 있으며, 이와 관련된 후속 연구들이 활발히 진행 중이다.

두통을 치료하는 침의 원리

한 가지 더 알아두면 좋은 것이 있다. 침 치료는 아직까지 구체적인 원인이 알려지지 않은 다양한 통증과 질병에도 상당한 치료 효과를 발휘한다는 점이다. 이런 효과는 암은 물론 만성질환에도 탁월하게 적용될 수 있다. 그 이유는 침술이 인체의 기(氣)와 에너지 흐름의 균형을 잡아줘 전신의 자연치유력을 강화하기 때문이다.

인체가 가진 고유한 자연치유력의 효과적인 순환은 서양의학적으로 미지의 영역에 있는 괴롭고 불편한 증상들을 해소해준다. 두통을 예로 들어보자. 사실 두통의 원인을 특정하기란 거의 불가능하다. 그 원인이 너무나 많기 때문이다. 인체가 너무 긴장해서 두통이 생길 수도 있고, 체내 염증 때문에 혹은 혈압 때문에 생길 수도 있다. 호르몬 분비 이상이 원인일 수도 있고, 약물 과용이 원인일 수도 있으며, 척추 이상 때문일 수도 있다. 이처럼 두통의 원인이 수없이 많기에 하나의 원인을 특정해서 그것에 맞게 치료한다는 것 자체가 힘들다. 결국 서양의학에서 두통을 해결하는 방법은 진통제밖에 없으며, 안타깝게도 진통 효과는 일시적일 뿐 원인을 치료하지 못한다는 사실에는 변함이 없다.

반면 한의학에서 보는 두통의 원인과 치료 원리는 명확하다. 중추신경계성 두통이 아닌 이상, 대부분 '내부 장기의 기운과 열이 머리 쪽으로 몰려서 유발되는 통증'이기에 머리 쪽으로 몰린 기운과 열을 아래로 내려주면 어렵지 않게 상태를 호전시킬 수 있다. 게다가 침을 통한 치료는 그 효과가 강하고 빠르며, 지속되는 시간도 길다.

두통과 침 치료의 관계는 암을 비롯한 만성질환과 침 치료의 관계와 유사하다. 암 역시 두통 같은 사소한 증상들이 조금씩 쌓이고 뭉쳐서 결국 암세포라는 외형으로 터져 나오는 것이라고 볼 수 있다. 침이 이러한 암세포를 하나하나 개별적으로 파괴하지는 못하더라도, 전신의 기혈 순환과 에너지의 흐름을 원활히 하고 자연치유력을 강화함으로써 암 치료에 도움이 되는 것이다.

항암제로도 사용되는
한약

한약은 특정 질병을 치료하는 약물이기보다 몸을 전반적으로 건강하게 해주는 약물이라는 인식이 강하다. 그래서 '보약(補藥)'이라 불리고, 허약한 체질이거나 몸에 활력이 없는 사람, 오랜 시간 집중해서 공부해야 하는 수험생, 기력이 약해진 노인들이 주로 먹는 것으로 알려져 있다. 필자가 '한약을 통해서 암을 치료할 수 있다', '한약이 항암제의 역할을 할 수 있다'고 하면 의아하게 여기는 사람도 있겠지만 최근에 이뤄지는 많은 연구는 항암 약물로서의 한약의 가능성을 인정하고 있다.

한약과 관련한 또 다른 흔한 오해는 '한약을 먹으면 간이 나빠진다', '병원에서 항암치료를 받을 때 한약을 먹으면 오히려 암세포가 자란다'

라는 소문일 텐데, 이는 의료계에서 이미 근거 없는 낭설로 밝혀졌다.

한약을 먹으면 간이 손상된다는 건 잘못된 편견

'약(藥)'이라고 하면 의사가 처방해주거나 약국에서 살 수 있는 의약품을 떠올린다. 하지만 인류 최초의 약은 약국이 아닌 드넓은 자연에서 누구나 얻을 수 있는 풀의 뿌리와 잎, 열매로부터 얻어낸 '자연물질'이었다. 약의 역사는 인류의 등장과 함께 시작되었다. 네안데르탈인의 무덤에서 약초가 발견되었고, 고대 이집트 벽화에도 약초가 그려져 있다. 또 '현대 의학의 아버지'라고 불리는 히포크라테스는 산통을 겪는 산모에게 버드나무 잎을 씹게 해서 통증을 줄였다는 기록을 남겼다.

인도, 중국 등 문명이 발달한 지역에서는 고유의 의학과 함께 약초를 다루는 법이 발전해왔다. 우리 민족도 마찬가지로, 단군신화에 이미 쑥과 마늘이라는 전통 약재가 등장한다. 약초의 기틀이 어느 정도 잡힌 시기는 중국에서 《본초강목》이 발간된 16세기경이다. 여기에 등장하는 1800여 종의 약재 중 오늘날 주요하게 사용되는 것은 500여 종이다.

한약은 매우 정교한 방식으로 발전해왔다. 예를 들어, 약초에서 약효를 내는 특정 성분을 채취하더라도 여름이나 봄, 늦가을 등 채취 시기에 따라 약효가 어떻게 달라지는지를 면밀히 연구했고, 약효를 증대시키기 위해 구증구포(九蒸九曝), 즉 아홉 번 물에 찌고 아홉 번 햇빛에 말리는 등 온갖 방법이 동원되었다. 한약은 서양의학의 합성 의약품이 들어오기 전까지 우리 민족과 함께해온 전통적인 치료 비법이자 죽어가던 사람도 살릴 수 있는 대단한 효험을 지닌 약재로서 오랜 전통을 이어왔다.

그런데 어느 순간부터 한약에 대한 편견이 만들어지기 시작했다. 그 편견은 의사들의 조직적이고 지속적인 홍보의 결과다. 한약이 간을 상하게 한다는 편견이 대표적이다. 이런 편견은 극히 일부 사례를 과장하고 일반화해 한의학의 위상을 폄훼하려는 의도에서 비롯되었을 수도 있고, 한약의 맛이 대체로 쓰기 때문에 우리 몸에도 독하게 작용할 것이라는 연상작용으로 인해 생겼을 수도 있다. 하지만 한약이 간에 좋지 않다는 근거는 희박하다. 간 손상은 오히려 서양의학에서 만들어낸 합성 의약품에 의해 많이 생겨나고 있으며, 한약에 의한 간 손상은 거의 없는 수준이다.

영국의 의학 학술지 《BMJ》에 실린 연구에 따르면, 통증 질환에 많이 사용되는 '아세트아미노펜' 성분의 약물을 복용하는 환자의 간 기능을 검사한 결과 위약 그룹에 비해 간 기능 수치가 비정상적으로 나올 가능성이 무려 4배나 높았다. 통증을 없애려다 오히려 간 기능장애를 겪을 정도였다. 또 일본, 대만 등의 연구에서도 서양의학의 진통제, 항생제, 항진균제 등이 간 기능에 적지 않은 영향을 미치는 것으로 나타났다.

국내에서도 이와 관련한 연구가 있었다. 2017년 한국한의학연구원과 대전대 손창규 교수 연구팀이 전국 10개 한방병원 입원 환자 1001명을 대상으로 간 손상에 관한 연구를 실시했다. 그 결과 간 손상이 확인된 비율은 0.06%에 불과했다. 사실은 이렇다. 한약으로 인한 간 손상은 특정 약물을 제외하고는 거의 없는 반면, 거의 모든 합성 의약품은 간, 신장, 위장에 부담을 준다. 정확한 근거도 없는 낭설이 사회에 일파만파 퍼져서 한약에 대한 전 국민의 인식에 부정적인 영향을 주었다는 사실이 놀라울 뿐이다.

항암 효과도 있고 면역력도 살리는 한약 치료

여전히 많은 이가 약을 '양약'과 '한약'으로 구분한다. 그러나 엄밀히 말하면 '자연 유래 약재'와 '합성 제조 약재'로 구분하는 게 정확하다. 그렇다면 이쯤에서 '약의 본질'을 생각해보자.

인간의 몸은 햇빛, 산소, 물 등 자연이 만든 각종 영양물질에 의해 만들어졌다. 그리고 우리가 매일 먹는 음식도 자연에서 왔다. 그러니 몸이 아프면 그 해결책도 자연에서 찾는 것이 자연스럽다. 즉 암을 비롯한 많은 질병에 대한 답은 자연이 가지고 있다. 한약은 자연으로부터 유래한 약이다. 사람은 자연에서 만들어졌으니 자연과 사람은 서로 연결되어 있다고 할 수 있다. 자연이 병들면 사람이 병들고, 자연이 건강하면 사람도 건강하다. 한약재 또한 자연에서 만들어진 것이고 약재마다 독특한 효능을 가지고 있다. 이것으로 인체의 균형이 깨지면서 발생한 각종 질병을 제자리로 돌아가게 만들어주기에 한약은 항암제의 역할도 한다고 볼 수 있다. 그러나 서양의학의 항암제는 그 유래부터 자연과 관련이 없다. 초창기 항암제의 성분이 1차 세계대전 당시 독일군이 사용했던 생체무기인 독가스에서 유래했기 때문이다.

오늘날에는 항암제의 역할을 충분히 할 수 있는 한약에 관한 연구가 많이 진행되고 있으며, 세계적인 학술지에 그 연구 결과가 발표되고 있다. 대표적으로, 2005년 미국 워싱턴대 연구팀이 실시한 개똥쑥의 항암 성분에 관한 연구는 기존의 항암제보다 효과가 매우 높다는 사실을 증명했다. 이미 《동의보감》에는 개똥쑥에 관한 기록이 있는데, 발열로 인해 땀이 나는 증상을 해소하고 나쁜 기운인 사기를 제거한다는 내용이다.

2016년 대전대학교 한방병원 동서암센터 유화승 교수팀은 16편의 논문을 선정해 연구한 결과, 서양의학의 항암치료나 방사선치료를 받은 암 환자의 경우 아주 중요한 면역세포인 NK세포 수치가 현저하게 떨어진 반면, 한약을 사용한 암 환자의 경우에는 NK세포가 줄지 않았다. 이는 한약이 실질적인 항암 효과와 면역력 상승에 큰 역할을 한다는 사실을 알려준다.

2020년에는 인삼, 건칠, 현초 등 한약재들이 항암제로 규명되기도 했다. 한국한의학연구원 정환석 박사 연구팀이 실시한 연구에서 그 유효성분이 확인되었다. 당시 연구팀은 무려 1000여 종에 이르는 한약재를 시험관 실험을 통해서 탐색한 결과, 여러 한약재에서 면역항암제의 효능을 입증했다. 특히 오이풀 뿌리인 지유에서 추출한 물질이 동물실험에서 60% 이상 암(종양)세포의 사멸 효과를 보이는 것을 확인했으며, 이 추출물을 기존의 항암제인 '키트루다'와 함께 사용할 경우 3배 이상의 항종양 효능을 보인다는 사실도 밝혀냈다. 이 연구는 '2020년도 정부출연연구기관의 우수 연구 성과'로 선정되었다.

2022년 경희대 한의과대학 김봉이 교수팀은 한약재 우슬과 왕불류행을 2 : 1 최적 배율로 배합한 한약물이 항암 효과를 보였다고 밝혔다. 특히 이 두 가지 약재로 구성된 한약은 '거세 저항성 전립선암'에서 암세포의 사멸 및 증식 등 다양한 기전에서 항암 효과가 있음이 밝혀졌다. 이는 세계 최초로 규명된 것으로, 한약을 활용한 암 치료 연구에 더욱 활력을 불어넣어주었다.

한약의 임의 사용은 위험

보중익기탕, 십전대보탕, 인삼양영탕 등은 암 치료에 쓰이는 대표적인 한약이다. 보중익기탕은 3~4기 암 환자에게 투여했을 때 NK세포가 활성화되는 등 면역력이 개선됐다는 보고가 있으며, 대장암이 간으로 전이되는 것을 억제하는 효과도 확인되었다. 십전대보탕 역시 종양을 축소시키고 암의 전이와 억제에 효과가 있다는 사실이 보고되었다. 인삼양영탕은 일반적인 항암치료의 부작용인 체력 저하나 식욕부진을 개선하고, 항종양 작용이 있으며, 암의 전이를 억제하는 것으로 밝혀졌다.

최근에는 한약 치료가 사망률이 높은 5가지 암(폐암, 대장암, 위암, 간암, 유방암)의 전이를 억제한다는 연구 결과가 발표되었다. 한약별로 전이가 억제되는 암의 종류를 살펴보면 다음과 같다.

- **보신소간방**: 폐암 줄기세포의 성질을 제어
- **소적음**: 폐암 세포의 성장을 방지
- **건비해독탕**: 대장암 세포의 자멸 유도, 혈관 신생의 억제
- **독활지황탕(옻나무 추출물 혼합)**: 림프결절 감소, 폐암 전이 감소
- **건비보신탕**: 위암의 전이를 억제
- **자삼**: 간암의 폐 전이 억제, 암세포 주기의 정지
- **보양환오탕**: 신생혈관 생성 방지, 종양 미세환경 정상화
- **울금, 유이평**: 유방암의 폐 전이 억제[19]

여기까지 읽은 독자들은 한약이 간에 좋지 않다거나 암 치료에 효과
가 없을 것이라는 의구심이 걷혔으리라 생각한다. 자연으로부터 생겨난
인간은 자연에서 유래된 한약을 통해 부작용 없이 건강해질 수 있으며,
온전하게 건강을 회복할 힘을 얻을 수 있다.

다만, 여러 연구 결과가 있다고 해서 전문가의 지도 없이 섣불리 해당
약재들을 임의로 활용하는 일은 삼가야 한다. 아직은 연구 – 실험 – 임상
의 단계에 있기에 암 환자에게 어떤 약재를 어느 정도 투여해야 하는지
명확하지 않은 부분이 있다. 한약의 완전한 치료 효과를 보려면 약재 전
문가인 한의사 또는 전문 한약사와 상의해야 한다.

암세포를 괴사·사멸시키는
온열요법

뜸 치료와 온열요법은 열을 활용한다는 점에서 본질적으로 비슷하지만, 구체적인 치료 방법은 다소 차이가 있다. 뜸은 신체에 직간접적으로 열을 가하지만, 온열요법은 고주파 등의 방법을 활용해 체내 열을 올린다. 뜸은 기가 흐르는 특정 경락과 경혈을 중심으로 열을 가하는 반면, 온열요법은 몸의 일부 혹은 전체에 열을 가한다. 특히 고주파 온열요법은 종양 조직에 42~43℃의 열을 가해 선택적으로 암세포를 괴사시키는 것으로 알려져 있다. 《황제내경》에는 '정기존내 사불가간(正氣存內 邪不可干)'이라는 말이 있다. 몸 안에 기운이 충만하면 나쁜 기운이 들어올 수 없다는 의미로, 온열요법의 핵심을 잘 표현하고 있다.

동서양 불문하고 효과를 인정받는 온열요법

온열요법의 역사는 아주 오래됐다. 기원전 3000년 전 이집트에서 유방암에 온열요법을 시행했다는 기록이 있을 정도다. 당시에는 불로 따뜻하게 덥힌 돌이나 흙을 몸에 대어 통증이나 염증을 치료했다. 하지만 아쉽게도 문명이 발달하는 동안 서양에서는 이러한 온열요법에 관한 연구와 발전이 체계적으로 이루어지지 못했다.

반면 우리 한민족은 유일하게 열을 통해 병을 치료하는 온돌 문화를 만들어냈다. 불에 달궈진 거대한 돌이 발산하는 열기 속에서 잠을 자면 몸살이 낫고 활력이 넘치는 경험을 하면서 이를 주택의 기본 구조로 삼았고, 민족 고유의 난방 장치로 정착시켰다. 조선시대에는 지금의 찜질방과 거의 유사한 '한증소'가 있어서 서민들을 위한 공공 치료 장소로 활용되었다는 기록도 있다.

오늘날 체온을 높여서 에너지를 충만하게 만드는 방법은 크게 두 가지로 정리된다. 하나는 운동이나 음식으로 자연스럽게 체온을 높이는 것이고, 또 하나는 다양한 온열요법을 통해 인위적으로 체온을 높이는 것이다. 수많은 연구와 실험으로 온열요법이 암의 극복에 탁월한 역할을 한다는 사실이 밝혀졌다. 2020년 대만 타이베이의 한 종합병원 심혈관내과팀은 세계적으로 권위 있는 학술지 《사이언티픽 리포트》에 논문을 발표했다. 그 논문은 고주파 온열요법으로 전달된 전자기 에너지의 방사량이 암세포의 자연사멸과 어떤 관련이 있는지를 입증하는

내용이었다.[20)]

온열요법은 독일, 스위스 등 유럽에서도 적극 시행하고 있으며, 환자들이 먼저 온열요법을 요청할 정도로 반응이 좋다. 2018년 한국을 방문한 독일 보훔루르대병원의 방사선종양학과 의사 사힌바스(Hüseyin Sahinbas)는 "몇 세대 안에는 온열요법이 표준치료가 될 것"이라고 확신했다. 그는 또 "10여 년 전만 해도 온열요법을 부정적으로 보는 혈관 질환자들이 많았지만, 지금은 상당수의 방사선종양학과 전문의들이 이 치료법에 대해 매우 호의적"이라고 말하면서, 스위스의 대학병원 종양위원회에는 온열요법 의료진이 있어 암 치료 초기부터 온열요법을 적용하기도 한다고 전했다. 미국 듀크대 메디컬센터 종양방사선 전문의 엘렌존스(Allen Jones) 박사 역시 연구를 통해서 온열요법이 항암치료와 방사선치료의 효과를 극대화한다는 결과를 발표했다.

암세포의 내성에 대응하는 강력한 치료법

국내에도 온열요법의 암 치료 효과에 관한 연구 결과가 다수 있다. 대한온열의학회의 논문에 따르면, 유방암 환자에게 고주파 온열치료를 4주간 실시한 결과 NK세포 활성 수치가 4.5에서 2000까지 상승했다. NK세포 활성 수치는 일반적으로 500 이상이면 정상으로 본다. 그런데 이 수치가 2000까지 상승했다는 것은 면역력 상승 효과가 강력하다는 의미다.

온열요법은 항암치료에 대한 암세포의 내성에 대응하는 강력한 치료법이라는 사실도 입증됐다. 암 진단을 받고 항암제, 방사선으로 1차 치료를 한 후부터는 내성이 생겨서 똑같은 치료법을 반복 시행할 경우 그 효과가 현저하게 줄어든다. 또 검사 영상에서는 암세포가 사라진 것처럼 보여도 완전히 파괴되지 않고 남은 암세포가 이후에 재발하는 경우가 있다. 이때는 과거보다 더 많은 약물을 투여하고 더 많은 횟수의 방사선치료를 해야 하는데, 더 이상 신체가 견뎌낼 수 없는 위험한 상황을 초래할 수도 있다. 이런 경우에 온열요법이 가장 확실한 치료법으로 각광받고 있다. 고주파 온열암치료기를 통해 38.5~42℃의 열을 가하면 세포막에 작용하는 열 스트레스가 약화해서 암세포가 괴사하거나 스스로 팽창하면서 결국 사멸하게 된다.

일상에서 할 수 있는 온열치료

열을 통해 면역력을 높이려면 평소에도 정상체온을 유지하는 것이 좋다. 가장 일반적인 방법으로는 스트레스 관리, 만성피로 관리, 음식 관리, 운동, 금연, 금주가 있다. 조금 더 적극적인 방법은 따뜻한 물로 몸을 덥히는 것과 찜질방을 이용하는 것, 가정용 온열치료기를 활용하는 것이다.

따뜻한 물로 체온을 올리는 방법에는 반신욕이 있다. 반신욕은 욕조에 앉았을 때 위(胃) 높이까지 따뜻한 물을 채우고 상반신을 외부에 노출한 채 앉아서 하반신만 따뜻하게 덥히는 방법으로, 혈액의 상하 순환을 원활하게 한다는 장점이 있다. 반신욕을 하다 보면 땀이 나는데 체내의 독소와 노폐물이 외부로 배출되는 효과를 얻을 수 있다. 다만 물의 온도를 39~41℃에 맞추는 것이 중요하다. 횟수와 시간은 1회에 20~30분씩, 일주일에 2~3회 정도가 가장 적절하다. 너무 오래 하거나 자주 하면 오히려 체력이 떨어지고 땀을 많이 흘려 수분 부족을 초래할 수 있다.

찜질방을 이용하는 것도 하나의 방법이다. 그런데 여기에는 주의해야 할 점이 있다. 너무 자주 찜질방을 찾으면 오히려 피부의 체온 조절 능력에 지장을 초래하여 근본적인 치료가 힘들어지고, 한번에 너무 오래 찜질을 하면 혈압 관리에 방해가 될 수 있다. 특히 당뇨병이 있는 암 환자의 경우 찜질을 오래 하면 인슐린 흡수 속도가 지나치게 빨라져 저혈당을 일으킬 수도 있다.

가정용 온열치료기를 활용하는 것도 체온 유지에 좋은 방법이다. 병원에서 사용하는 고주파 온열암치료기는 정상 세포를 손상시키지 않고 암세포만 제거하는 효과가 있는 반면, 가정용 온열치료기는 특화된 치료 효과는 부족하더라도 체온 상승에 따른 면역력 강화와 암 예방 및 치료에 도움이 될 수 있다.

명쾌하게 풀어보는
암의 원인
7가지

요동치는 감정이 암의 원인이 되는
칠정

흔히 인간을 '감정의 동물'이라고 한다. 인간은 누구나 '감정에 휘둘릴 수 있다'는 의미이다. 실제로 우리는 부정적인 감정이 폭풍처럼 휘몰아치면 감정을 주체하지 못하고 이리저리 휘둘리고 만다. 실제로 많은 사건·사고가 주체하지 못한 부정적 감정 때문에 벌어진다.

감정은 신체 건강에 미치는 영향도 크다. 《동의보감》에는 '병의 근원은 하나이니, 마음으로 생기지 않은 것이 없다'는 기록이 있으며, 1580년경 집필된 《의학입문》에는 '마음이 고요하면 모든 병이 사라지고, 마음이 요동치면 온갖 병이 생겨난다'고 기록되어 있다. 많은 사람이 두려워하는 암이라는 질병도 마음에서 시작되는 경우가 많다.

요동치는 감정은 암의 직접적인 원인

누구나 경험했듯 마음은 끊임없이 흔들리며 요동친다. 감당할 수 있을 정도의 마음 변화는 큰 문제를 일으키지 않지만, 감당이 불가능할 정도로 마음이 들쑥날쑥 변화하면 일상에도 부정적인 영향을 미친다. 흔들리는 마음 자체도 문제지만, 요동하는 감정을 제대로 다루는 방법을 모르니 감정을 해소하기 위해 폭식을 하거나 방에 틀어박혀 지내는 등 비정상적인 방법을 동원할 수 있기 때문이다. 이런 일이 반복되면 감정상의 문제와 함께 신체상의 문제까지 일으킬 수 있다.

격한 감정은 면역력에 영향을 미치기도 한다. 지나치게 화를 내거나 슬퍼하는 것, 혹은 지나치게 편안한 것도 면역력을 떨어뜨리는 요인이 된다. 결국 평소에 마음을 어떻게 다스리느냐가 생명을 좌지우지하고, 특히 암과도 연결되어 있다. 한의학에는 '심의(心醫)'라는 말이 있다. '마음을 보는 의사'라는 뜻인데, 훌륭한 의사를 나타내는 표현이다.

자신이 겪고 있는 병의 원인을 추적할 때도 마음과 감정은 매우 중요하다. 한의학에서는 병의 원인이 되는 마음의 상태를 7가지로 분류하고 칠정(七情)이라고 한다.

- 기쁨(喜, 희): 쾌활한 상태, 만족하고 즐거워하는 상태
- 노여움(怒, 노): 화난 상태, 욕구가 달성되지 못해 생기는 충동적인 흥분 상태

- **걱정**(憂,우): 침울해서 마음이 우울한 상태

- **근심**(思,사): 걱정이나 생각이 많은 상태

- **슬픔**(悲,비): 번뇌나 고통으로 인해 슬픈 상태

- **두려움**(恐,공): 공포를 느끼는 상태

- **놀람**(驚,경): 예상치 못한 상황으로 매우 긴장하고 당황한 상태

칠정은 누구나 살면서 겪게 되는 7가지 감정이다. 다만 상황에 따라 칠정을 매우 심각하게 겪는 사람이 있는가 하면, 회복탄력성을 발휘해 칠정을 이겨내는 사람이 있을 뿐이다.

필자는 칠정으로 유발된 암에 걸린 환자를 치료한 경험이 있다. 간암 수술을 한 지 얼마 안 된 부인이었는데, 다행히 수술은 잘됐지만 몇 개월 뒤에 암세포가 대장으로 전이되었다. 병원에서 다시 수술을 권했지만, 그 부인은 더 이상 수술을 하고 싶지 않다며 병원을 뒤로 하고 필자의 한의원을 내원했다. 그때까지만 해도 그 부인의 암이 칠정에 의한 것이라고는 예상하지 못했다. 목소리가 차분하고, 겉으로 드러나는 분노도 별로 없었기 때문이다.

하지만 속사정을 들어보니 그 부인은 스트레스를 무척이나 많이 받고 있었다. 젊어서 남편과 사별하고 이후 재혼을 했는데, 재혼한 남편이 금전 문제로 속을 썩여서 매일매일이 스트레스의 연속이었다. 그러다 보니 입맛도 없고 만성피로에 불면증까지 겹쳐 체중이 점점 빠져서 병원에 갔다가 암 진단을 받은 것이었다.

필자는 칠정을 다스리는 침·뜸 치료와 함께 한약 치료를 병행했다. 수개월 후 다시 병원에 가서 암 검진을 받으니 놀랍게도 대장으로 전이되었던 암세포가 사라져 있었다. 이후 그 부인은 운동을 열심히 하고 신앙생활로 마음을 다스리며 살았고, 10년이 지난 후에도 별 탈 없이 잘 지낸다는 소식을 들었다.

칠정임을 알 수 있는 증상들

칠정이 암을 비롯한 각종 질병과 직접적으로 연관되어 있다는 점은 현대에 와서도 논문에 의해 수차례 검증되었다. 감정상의 문제들은 소화기계 증상, 심장 및 혈관 증상, 동통 증상에 영향을 미치며 뇌혈관 질환과 불면증을 유발하고 면역력을 약화시키는 요인이 된다고 말이다.

그렇다면 칠정임을 어떻게 알아챌 수 있을까?

■ 잠을 쉽게 이루지 못한다

잠들기 어렵고, 잠들더라도 깊이 못 자고 자주 깨는 것은 대부분 스트레스에 의한 것이다. 보통 스트레스 상태에서 인체는 체내의 영양물질인 진액을 많이 소비하는데, 이를 '상진(傷津)'이라고 한다. 호르몬, 혈액, 침 등이 대표적인 진액이다. 체내의 진액이 소진되면 입안이 마르고 건조한 증상이 가장 먼저 나타난다. 숙면을 취하려면 진액이 머리부터 발끝까지 잘 돌아야 하는데 스트레스로 진액이 마르다 보니 진액의 순환에 문제가 생기고 머리에 열이 몰리면서 잠을 쉽게 이루지 못하는 것이다.

■ 온몸에 열이 수시로 오르락내리락한다

한의학에서는 한기와 열이 수시로 오르락내리락하는 증상을 한열왕래(寒熱往來)라고 한다. 인체는 수승화강(水升火降)의 원리에 의해서, 신장(콩팥)의 차가운 기운이 위로 올라가서 심장의 더운 기운을 식혀주고 심장의 더운 기운이 아래로 내려가 신장의 찬 기운을 따뜻하게 해줌으로써 안정되고 편안한 상태를 유지한다. 하지만 이러한 인체 내 열에너지의 순환이 방해를 받을 경우 갑자기 열이 오르락내리락하는 한열왕래 증상이 생기게 된다. 한열왕래 상태에서는 덥다고 옷을 벗어던졌다가 갑자기 춥다며 옷을 다시 입는 경우가 허다하다.

■ 조울증처럼 감정 기복이 심해진다

열이 오르락내리락하는 것과 마찬가지로 감정 또한 자신감이 넘치고 즐거운 기분에 들떠 있다가도 어느 순간 별다른 이유 없이 우울과 짜증이 터져나오는 조울증이 나타날 수 있다. 특별한 인과관계가 있다면 주변에서도 이를 파악하겠지만, 문제는 원인이 명확하지 않을 때이다. 이 역시 칠정이 복합적으로 작용하면서 생긴다고 볼 수 있다.

■ 가슴이 답답하고 근심 걱정이 많고 불안한 마음이 이어진다

스트레스를 과도하게 받으면 가슴이 답답해진다. 흔히 음식을 지나치게 많이 먹거나 운동을 과하게 해도 가슴이 답답하지만, 이러한 외부적인 요인 없이 가슴이 답답한 것은 대체로 병적인 칠정에 의한 것으로 볼 수 있다. 내면에서 솟아나는 분노, 스트레스를 일으킨 원인에 대한 억울함이 해소되지 못하고 속을 끓일 때 열이 가슴으로 몰리면서 답답함을 느끼게 된다. 이 경우, 주변에서 "그럴 필요가 전혀 없다"라고 조언을 해도 오랜 시간 동안 특정 문제에 대해 근심하고 걱정했던 습관이 계속 이어져서 근심 걱정을 떨칠 수 없는 상태가 된다. 신경이 예민한 사람들은 다른 사람들에 비해 가벼운 일도 심각하게 느끼는 경향이 있다.

■ 깜짝깜짝 잘 놀란다

한의학에서는 심장과 담이 허할 때 깜짝깜짝 잘 놀라는 증상이 자주 나타나는 것으로 본다. 칠정 중 공포심을 의미하는 '공(恐)'을 잘 느끼는 상태다. 심하면 혼자 집에 있을 때 전화벨 소리만 울려도 놀란다. 이 역시 칠정의 균형과 상태에 문제가 있는 병적인 칠정 상태이다.

■ 때때로 가슴이 조이고 아프다

한의학에서는 가슴이 조이고 아픈 증상을 '진심통(眞心痛)'이라고 한다. 가슴 통증은 호흡곤란을 동반하기도 한다. 심근경색과 비슷하다. 문제는 진심통이 심각한 증상일 수 있다는 점이다. 조선왕실의 의학서인

《의방유취(醫方類聚)》에는 이렇게 적혀 있다.

> 심(心)은 모든 장기를 주관하므로 그것을 상하게 하지 말아야 한다. 심을 상하게 하여 아프기 시작하면 진심통이 되어 손발목까지 파랗게 된다. 이 병은 아침에 발작하면 저녁에 죽고, 저녁에 발작하면 아침에 죽으므로 미처 치료할 수 없게 된다.

이처럼 진심통은 심장이 직접적으로 손상됐을 때 나타나며 '죽음'이 언급되는 무서운 질병이다. 조선시대에 왕실의 권력 다툼으로 마음고생이 심했던 왕들이 진심통으로 사망한 경우도 있다. 게다가 '아침에 발작하면 저녁에 죽을 정도'로 병세가 신속히 진행되기 때문에 최대한 빨리 응급치료를 받아야 한다. 이 역시 병적인 칠정을 통한 심 손상에서 기인하니, 깊어진 마음의 병이 어느 정도까지 인간의 생명을 위급하게 만드는지를 잘 보여준다고 하겠다.

■ 짜증을 크게 자주 낸다

짜증은 생활환경의 변화나 몸의 특정 부위가 불편할 때 생길 수 있다. 여기에서 더 나아가 마음이 아프고 힘들면 짜증은 더 커진다. 병적인 짜증은 아무리 마음을 다스리려 해도 무의식적으로 폭발하고 후회를 반복하는 경우가 흔하다. 깊은 우울증으로 발전할 수 있기 때문에 반드시 칠정 문제를 해결해야 한다.

■ 스트레스를 받은 날엔 유난히 더 피곤하다

피곤은 인체가 느끼는 일상적인 증상이다. 그런데 육체노동을 많이 하지 않았음에도 자주 급격히 피곤하다면 병적인 칠정이 내면을 뒤흔들어 생긴 증상일 가능성이 높다.

최근에 발표된 한 연구 결과에 따르면, 스트레스는 암세포로 연결되는 신생혈관을 빠르게 만드는 데 기여할 뿐만 아니라 암이 잘 자라는 환경을 만든다고 한다. 무엇보다 만성 스트레스는 암과 싸워 이기는 면역세포인 T세포, NK세포를 현저하게 줄이는 것으로 확인됐다.

마음이 주는 스트레스는 결코 가볍게 여길 것이 아니다. 마음 상태에 따라 아침에 기분 좋게 눈이 떠지기도 하고 몸이 천근만근 무거울 수도 있다. 이러한 증상들은 모두 칠정 문제로 인한 스트레스임을 알아차리고 자신의 감정을 돌아보고 건강한 상태로 돌이켜야 한다.

■ 삶의 의욕을 잃는다

신체의 균형이 잘 잡히고 칠정도 잘 관리되는 상태에서는 삶에 대한 의욕이 넘친다. 대단한 삶의 목표가 없더라도 자신이 살아 있다는 것만으로도 즐거움을 충분히 느끼게 된다. 그런데 병적인 칠정으로 오랜 기간 고통받고 그것이 신체 건강에 영향을 미친다면 기분이 가라앉고 사는 게 그다지 재미없거나 모든 면에서 흥미를 잃어버리게 된다. 이는 매우 심각한 상태이다.

살펴보았듯, 암이 두렵거나 암 진단을 받은 사람이라면 가장 먼저 되돌아봐야 할 것이 칠정이다. 그만큼 우리 신체를 최악으로 몰고 갈 수 있는 것은, 눈에 보이지도 손에 잡히지도 않지만 큰 영향력을 행사하는 감정과 마음의 에너지 문제일 수 있기 때문이다.

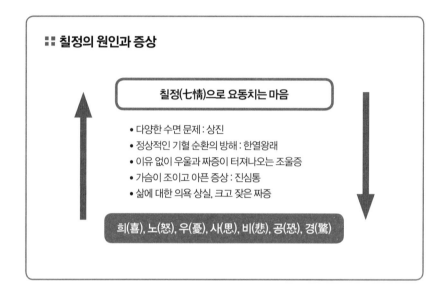

∷ 칠정의 원인과 증상

칠정(七情)으로 요동치는 마음

- 다양한 수면 문제 : 상진
- 정상적인 기혈 순환의 방해 : 한열왕래
- 이유 없이 우울과 짜증이 터져나오는 조울증
- 가슴이 조이고 아픈 증상 : 진심통
- 삶에 대한 의욕 상실, 크고 잦은 짜증

희(喜), 노(怒), 우(憂), 사(思), 비(悲), 공(恐), 경(驚)

누적된 피로가 암의 원인이 되는 노권

우리는 살면서 피로를 자주 느낀다. 건강한 사람도 하루 종일 열심히 일하고 나면 몸이 늘어지고 잠이 쏟아진다. 어찌보면 우리가 피로를 느끼는 것은 일과 체력을 잘 분배할 수 있도록 돕는 인체의 장치라고 볼 수 있다.

문제는 피로가 지속적으로 쌓이면서 질병의 원인이 된다는 것이다. 피로가 적당한 수준을 넘어 지나치게 피로하고 신체가 손상되면서 질병의 원인이 되는 것을, 한의학에서는 '노권(勞倦)'이라고 부르며, 이로 인한 신체의 손상을 '노권상(勞倦傷)'이라고 한다. 노권이 해소되지 않으면 결국 신체의 가장 약한 부위에서부터 암세포가 자라고 쌓이게 된다.

과로와 부실한 식사로 쌓이는 피로

'노권(勞倦)'의 한자를 풀이하면 '힘을 지나치게 써서 몸이 권태롭다'이다. 여기에서 '권태'는 '움직이기 싫을 정도로 체력이 떨어진 상태'로 보면 된다. 노권을 현대적으로 해석하면 '번아웃 증후군'이라고 할 수 있다. 번아웃 증후군 역시 일에 지나치게 몰두하다가 극심한 스트레스로 인해 한순간에 정신적·육체적 무력감·우울감 등을 느끼는 증상이다.

노권은 과거에도 있었지만 현대인은 노권을 달고 사는 위험에 처해 있다고 해도 과언이 아니다. 과거에 비해 먹고 살기가 빠듯하고, 극심한 경쟁에서 살아남기 위해 항상 긴장하고, 자신이 가진 능력과 활용 가능한 시간보다 더 많이 일해야 하는 환경에 둘러싸여 있기 때문이다. 게다가 어딜 가든 성과를 강제하는 분위기가 만연하다 보니 자신의 체력을 고려하지 않고 목표를 향해 맹목적으로 달려가게 된다. 이렇게 일만 생각하며 무한정 달린 끝에 결국 체력도 마음도 방전되는 상태에 이르는 것이다. 노권을 '누구나 겪는 일', '별 것 아닌 일'이라고 생각하거나 '하루 이틀 푹 쉬면 괜찮겠지'라고 대수롭지 않게 여기는 사람들이 많은데, 생활습관이나 삶의 태도가 달라지지 않으면 노권은 풀리지 않는다.

노권의 원인은 크게 두 가지로 정리할 수 있다. '자신의 체력에 비해 지나치게 많은 일을 하는 것', '제때 제대로 된 식사를 하지 못하는 것'이다. 이 두 가지 요인은 서로를 끌어당기는 특징이 있어서 악순환을 부른다. 체력에 비해 지나치게 많은 일을 한다는 것은 그만큼 육체적·정신적 노동에 많은 시간을 할애한다는 이야기이며, 식사조차 여유롭게 할 수 없다는 것을 의미한다. 이렇듯 제대로 된 식사를 하지 못하면 체력이 약해지면서 몸은 더 크게 손상을 입는다. 특히 패스트푸드로 끼니를 때우는 일이 반복되면 영양 상태까지 나빠지는 최악의 악순환에 빠질 수 있다.

노권이 지속되면 반드시 몸에 이상이 생기기 마련이다. 노권을 풀고 노권상을 치료하려면 일상의 시간 분배와 일의 방식을 바꾸는 게 가장 이상적이다. 하지만 작정하고 노력하지 않는 한 큰 변화를 주는 건 어렵다. 그렇다고 해서 노권을 방치하면 그 끝은 암이 될 수 있다는 사실을 잊어선 안 된다.

노권임을 알 수 있는 증상들

■ 식후에 잠이 쏟아진다

노권의 가장 큰 특징은 식사를 하고 나면 기운이 빠지는 것이다. 일반적으로 식사를 하면 기운이 생기고 일할 의욕이 생기는 것이 정상인데, 노권이 있으면 이와는 반대로 정신이 몽롱해지면서 몸이 권태로워 잠을 자게 된다. 이를 식곤증 또는 식후혼곤(食後昏困)이라고 말한다. 다수의 암 환자들이 암 진단을 받기 전에 이와 같은 심한 식곤증을 겪는다.

■ 피로감이 풀리지 않는다

일반적으로 충분히 쉬고 나면 몸이 개운해지고 체력이 회복되어야 하는데 노권이 있으면 오래 쉬어도 몸이 개운해지지 않는다. 노권은 인체의 면역력을 빠르게 떨어뜨리고 몸을 각종 유해물질에 취약한 상태로 만들기 때문에 일하는 시간을 많이 줄여도 좀처럼 정상 체력을 회복하지 못한다.

특히 밤낮을 바꿔서 일하는 사람들은 피로 누적을 특히 주의해야 한다. 사람이 건강하게 생활하기 위해서는 양기가 충만한 아침에 일을 시작하고, 음기가 충만한 밤에 눈을 감고 자야 한다. 이것을 '하늘의 이치에 따른다'고 해서 순천(順天)이라고 한다. 이와는 반대로 밤낮이 바뀐 생활은 역천(逆天)이다. 역천 방식으로 살아갈 경우 흐르는 강물을 거꾸로 올라가는 것처럼 기운이 더 빨리 빠지면서 노권이 심해진다.

■ 입맛이 없다

앞에서도 이야기했지만, 노권과 부실한 식사는 악순환의 관계에 있다. 몸에 기운이 없으면 입맛이 줄어들고 자연스럽게 식욕조차 사라진다. 암으로 인해 고통을 받는 사람에게 아무리 식사를 충분히 하고 영양을 잘 섭취하라고 해도 그렇게 하지 못하는 이유도 여기에 있다. 항암치료로 체력이 현저하게 떨어진 상태에서는 먹는 것이 결코 즐거운 일이 아니다.

■ 팔다리가 무겁고 힘이 빠진다

노권이 생기기 시작하면 오장육부 중에서 특히 비장(脾臟)의 기운이 약해지면서 소화 기능이 현저하게 떨어진다. 비장이 쇠약해지면 팔다리의 힘이 빠지면서 무겁게 느껴지고 기운이 없어진다. 사지무력(四肢無力) 증상이다. 비장은 팔다리의 움직임과 기운을 주관하는데, 비장이 약해지면 자연스레 팔다리의 힘이 빠지는 것이다.

■ 일한 뒤 몸이 자주 쑤시고 아프다

노권이 있으면 일을 하고 나서 몸이 쑤시고 아프다. 몸이 쑤시고 아픈 증상의 원인은 다양하다. 만성요통이나 무릎관절통이 있으면 푹 자고 난 다음날 아침에 유난히 통증이 심할 수 있는데, 이런 경우는 노권으로 볼 수 없다. 반면 일을 한 뒤에 유난히 관절이 쑤시고 아픈 것이 반복된다면 노권이 원인일 수 있다.

■ 노인이 아닌데 목소리가 작아진다

목소리가 작아지는 것 역시 기력이 쇠해지는 노권과 관련이 깊다. 젊었을 때 목소리가 쩌렁쩌렁하던 사람도 노인이 되면 기력이 쇠하여 목소리가 작아진다. 그런데 노인도 아닌데 목소리가 작아졌다면 그것은 노권에 의한 증상을 의심할 수 있다.

■ 땀이 나고 열이 난다

노권의 가장 대표적인 증상은 몸에서 땀이 나고 열이 나는 것이다. 한
의학에서는 이를 신열자한(身熱自汗)이라고 한다. 땀이 많이 나는 이유는
기운이 빠져서이다. 건강한 인체는 땀구멍의 개폐를 자율적으로 조절하
기에 적당한 때에 열리고 닫히면서 적정량의 땀만 배출한다. 하지만 노
권으로 기운이 빠지면 땀구멍의 개폐를 조절하는 능력이 떨어져서 일을
조금만 무리해서 하면 마치 물이 흐르듯 땀이 줄줄 흐르게 된다.

열이 나는 것도 마찬가지다. 인체의 신진대사를 주관하는 중심 에너
지가 단단하게 몸 중심(단전)에 있으면 열을 잘 붙잡아주어 병적인 발열
이 없지만, 체력 소모가 과해서 중심 에너지가 손상되면 단전에 머물러
있어야 할 기운이 위로 뻗치면서 열이 펄펄 나게 된다. 체력이 약한 상
태에서 과하게 운동을 한 후에도 이와 비슷한 증상이 나타난다.

여기에서 언급된 여러 증상들 중에서 절반 이상을 겪고 있다면 노권
이라고 판단하고 피로를 풀기 위해 생활습관을 완전히 바꿔야 한다. 노
권의 끝은 면역력 약화이고, 발암의 소인이 있다면 그 틈을 타서 암세포
가 증식한다는 사실을 잊어서는 안 된다.

∷ 노권의 원인과 증상

> ### 자신의 체력에 비해 과하게 많은 일

- 식후에 오히려 힘이 빠지고 잠이 쏟아진다 : 식후혼곤
- 피로가 풀리지 않고, 입맛이 없어 식욕이 사라진다.
- 팔다리가 무겁고 힘이 빠진다 : 사지무력
- 일하고 나면 몸이 쑤시고 아프다.
- 목소리에 힘이 없고 목소리가 작아진다.
- 몸에 땀이 많고 열이 난다 : 신열자한

부실한 식사

나쁜 식습관이 암의 원인이 되는
식적

한의학에서는 음식과 몸의 관계에서 생기는 문제를 '식적(食積)'이라고 한다. 식적은 음식으로 인해 몸속에 독소와 노폐물이 쌓이는 것이다. 식적은 두 가지 원인으로 생길 수 있다. '몸에 좋지 않은 음식을 먹어서'가 첫 번째 원인이고, '소화 기능이 제대로 작동하지 않아서'가 두 번째 원인이다.

몸에 좋지 않은 음식을 먹어서 생긴 식적은 비교적 간단하게 해결할 수 있다. 자신의 의지로 얼마든지 그런 음식을 멀리할 수 있기 때문이다. 하지만 소화 기능이 제대로 작동하지 않아서 생기는 식적은 해결하기가 쉽지 않다. 이미 소화 기능에 문제가 생겼다면 기능을 회복하는 맞춤형 치료를 해야 하기 때문이다.

문제는, 소화 기능의 문제를 단순한 소화불량으로 보고 소화제를 복용해서 해결하려 하거나, '그냥 소화가 잘 안 되는 것'이라고 생각해 지나치는 것이다. 소화 기능은 면역력과 직결된다. 소화가 잘 안 된다는 것은 위장의 기능이 정상적으로 작동하지 않는다는 의미이며, 이는 혈액 순환장애를 일으키고 활성산소를 만들어서 면역력을 떨어뜨린다. 그리고 결국 암을 유발할 수 있다.

식적이 질병을 유발하는 원리

식적의 원인이 되는 소화불량은 두 가지 경우에 생긴다. 자신이 소화할 수 있는 양보다 훨씬 많이 먹을 때, 그리고 음식을 급하게 제대로 씹지 않고 삼킬 때다. 이 두 가지 상황은 인체의 자연스러운 소화 과정을 방해하면서 각종 질병의 원인이 된다.

식적이 질병을 유발하는 기전을 보면, 첫 번째는 몸의 다른 부위의 정상적인 신진대사를 방해하는 것이다. 예를 들어 톱니바퀴를 생각해보자. 톱니바퀴는 다른 톱니바퀴와 정확하게 맞물려 돌아가야만 제 역할을 한다. 거대한 기계라도 작은 톱니 하나가 맞물리지 않으면 고장이 나는 것과 같은 원리다. 한마디로 '작동 불량' 상태가 된다. 작동 불량 상태여도 처음에는 아무런 문제가 생기지 않을 수도 있다. 그러나 이 상태가 지속되면 톱니 하나가 부러져 부분의 기능이 완전히 상실되고 곧이어 연쇄적으로 문제를 일으킨다. 신진대사가 방해받는다는 것은 신체 각 부위로 영양분이 제대로 공급되지 않는다는 의미이다. 인체가 암과 제대로 싸우려면 면역력이 강해야 하는데, 면역력을 강화하는 영양분이 제대로 공급되지 않으니 암과 싸울 수 없는 상태가 될 수밖에 없다. 아무리 강한 군대도 보급품이 제대로 지원되지 않으면 결국 나약한 군대가 되는 것과 같다.

또 식적은 머리 부분에 과도한 열을 발생시킨다. 원래 인체는 머리 부분은 차갑고 발은 따뜻해야 정상적인 순환이 이루어진다. 그런데 이 균형이 깨지면 머리 쪽으로 열이 몰리는 상열하한(上熱下寒) 상태(위쪽은 뜨겁고 아래쪽은 차가운 병적인 상태)가 된다. 앞서 언급한 열에너지의 정상적인 순환이 깨진 상태이다. 일상에서 종종 "열 받는다"는 표현을 하는데, 이는 스트레스로 인해 열에너지 순환 능력이 떨어지면서 뜨거운 열기가 머리 쪽으로 몰려서 인체의 자연스러운 기혈 순환이 엉망이 된 결과이다. 순환이 잘 이루어져야 독소와 노폐물이 잘 배출되는데, 그렇지 않을 경우 우리 몸은 혼란한 상태에 처하고 결국 면역력이 약해질 수밖에 없다.

식적으로 생기는 질병은 생각보다 다양하다. 그중에는 우울증, 불면증 같은 정신적인 문제도 포함된다. 우울증을 순전히 심리적인 문제라고 생각할 수 있지만 몸 상태가 마음에도 영향을 미친다는 점에서 적지 않은 관련이 있다. 속이 더부룩하고 복통이 있으며 몸이 무거운 상황에서는 건강한 사람도 우울감을 느끼지 않는가. 따라서 늘 식적으로 몸이 힘들고 기혈의 균형이 깨진 상태라면 우울증이 생겨도 크게 이상한 일이 아니다.

불면증도 마찬가지이다. 우리가 잠을 잘 자려면 몸 상태가 쾌적해야 한다. 아픈 곳이 있으면 깊은 잠에 들 수 없고, 자다가 깨는 경우가 흔하다. 식적은 그 자체로 날카로운 통증을 유발하지는 않지만 대개 둔통을 유발하거나 몸이 불편한 상태이기 때문에 마찬가지로 숙면이 쉽지 않다.

위염, 식도염, 고혈압, 당뇨병과 같은 대사질환은 물론 관절염, 요통, 신경증, 비만, 부종 등도 모두 식적과 깊은 관련이 있다.

식적임을 알 수 있는 증상들

식적에서 한 가지 짚고 가야 할 점은 먹는 양과 씹는 횟수의 관계이다. 앞에서 식적의 원인이 되는 소화불량은 '자신이 소화할 수 있는 양보다 훨씬 많이 먹거나, 급하게 먹으면서 제대로 씹지 않고 삼킬 때' 생긴다고 했다. 사람마다 식사량이 달라서 그 양을 수치화하기는 쉽지 않지만, 식사 후 평소와 다르게 더부룩하거나 답답하고 신물이 올라올 때는 자신의 적정 식사량을 초과한 것으로 봐야 한다.

식사량이 적다고 해서 소화불량이 생기지 않는다는 의미는 아니다. 소식을 하더라도 제대로 씹지 않으면 소화 기능이 제대로 작동하지 않는다. 따라서 식적을 해소하려면 먹는 양과 씹는 횟수의 상관관계를 잘 따져봐야 한다.

■ 명치 아랫부분에서 강한 통증이 느껴진다

명치는 가슴뼈 아래 한가운데의 오목한 곳으로 인체의 급소 중 하나이다. 한의학에서 명치는 몸의 중심선을 따라 흐르는 중요한 경혈점이다. 식적이 있다면 명치 아랫부분을 눌렀을 때 저절로 비명이 나올 정도로 심한 통증이 느껴진다. 이른바 '심하통(心下痛)'이다. 이 증상은 음식이 소화되지 않고 신진대사가 원활하지 않아 체내 에너지 순환이 막혀서 생긴다.

때로 이 통증은 심장 통증과 헷갈리는데, 숨이 차고 가슴이 아파서 병원에 갔지만 정작 심장에는 문제가 없고 명치 쪽에서 통증이 느껴지는 경우는 심장보다는 식적으로 인한 심하통일 가능성이 높다.

■ 식사 후 속이 더부룩한 증상이 반복된다

일반적으로 식사를 하면 시간의 흐름에 따라 포만감이 최고치에 이르렀다가 소화가 되면서 편안하게 가라앉는다. 이때 자연스럽게 소화가 되지 않고 계속 불쾌한 포만감이 이어지면서 속이 쓰리고, 트림이 계속 나오고, 메스꺼움이 반복된다면 단순한 소화불량으로 넘겨짚기보다는 식적이라고 판단해야 한다.

■ 식사 후 자기도 모르게 눕고 싶어진다

한의학에서는 이를 '신중기와(身重嗜臥)'라고 말하며 '몸이 무겁고 눕기를 좋아한다'라고 풀이한다. 식적은 먹은 음식이 소화되지 않고 몸속에 쌓여서 생긴 독소와 노폐물이 기혈 순환을 짓누르는 상태이다. 이런 상태에서는 체력이 많이 소모되기에 일어서고 걷는 것조차 귀찮고 누워만 있고 싶어진다.

■ 몸이 푸석푸석 잘 붓고 소변을 자주 본다

음식을 먹으면 인체에서는 이른바 '수액 대사(水液代謝)'가 활발하게 일어난다. 음식물이 분해되면서 만들어진 영양분과 수분이 전신으로 보내져 흡수되고, 독소와 노폐물은 신장과 방광을 통해 배설되는 과정이다. 그런데 식적으로 인해 몸속에 독소와 노폐물이 정체되면 수액 대사가 방해를 받아 몸이 붓는다. 그리고 몸은 이러한 이상 증상을 해결하기 위해 소변을 자주 보는 비상 시스템을 가동하게 된다. '식적－부종－잦은 소변'의 사이클이 생기는 것이다.

그런데 여기에서 한걸음 더 나아가면 관절통이 추가된다. 갑자기 웬 관절통이냐고 묻고 싶을 텐데, 연골의 70% 이상이 수분으로 이루어져 있기 때문에 수액 대사에 이상이 생기면 당연히 관절에도 문제가 생기면서 통증이 발생하기 쉽다.

소변과 관련된 식적의 증상도 있는데, 그것은 바로 식사 직후에 소변을 보거나 식사 도중에 소변을 본다는 점이다. 이는 음식 섭취로 새롭게 밀려들어온 독소와 노폐물이 오래된 것을 밀어내는 과정에서 생기는 증상이다. 그러나 식사 도중 또는 직후에 소변을 보더라도 곧바로 몸이 편해지지 않는다는 특징이 있다.

■ 유난히 복부 비만이 심하거나 체중 증가가 빨라진다

다른 곳은 말랐는데 유난히 배만 볼록 나왔다면 식적을 의심해야 한다. 식적으로 인해 기혈 순환이 원활하지 못하면 각종 독소와 노폐물이 체내에 쌓여 복부를 살찌우기 때문이다. 이렇게 복부에 식적 증상이 집중적으로 나타나면 체중이 증가하는 속도가 매우 빨라진다. 나이가 들어서 아랫배가 나오는 것은 자연스러운 일이 아니라, 몸이 음식물을 제대로 소화시키지 못해서 생긴 문제로 봐야 한다.

■ 자주 체한다

음식을 먹은 후 체기를 느껴봤을 것이다. 이는 흔한 증상이지만, 체하는 정도가 심하고 자주 체하는 사람은 식적을 의심해봐야 한다. 대체로 음식을 급하게 먹거나 평소 자신이 소화할 수 있는 양보다 많이 먹을 때 이런 증상이 나타날 수 있으며, 일단 식적으로 몸속에 독소와 노폐물, 음식물 찌꺼기가 쌓이면 다음 식사에서도 체할 수 있음을 염두에 두어야 한다.

:: 식적의 원인과 증상

소화할 수 있는 양보다 훨씬 많은 양을 섭취

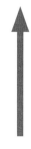

- 신진대사의 균형이 깨져서 열이 머리로 몰린다 : 상열하한
- 명치 아랫부분에 심한 통증이 생긴다 : 심하통
- 식후에 속이 더부룩하고, 자꾸 눕고 싶어진다 : 신중기와
- 몸이 잘 붓고, 소변이 잦다 : 수액 대사의 이상
- 복부 비만이 심하고 체기가 잦다.

급하게 먹으면서 제대로 씹지 않고 삼키는 습관

과도한 성행위로 암의 원인이 되는 방로

성행위는 매우 자극적인 활동으로, 인간은 이에 대해 끊임없이 유혹을 느낀다. 몸이 안 좋아 누워서 지내는 경우가 아닌 이상, 성행위에 대한 관심이 생길 수밖에 없는 것이다. 서양의학에서는 성행위를 건강과 연관지어서 권장하는 분위기다. 예를 들어 '섹스는 몸에 활력을 준다', '정기적으로 하면 백세시대에 도움이 된다'고 한다.

하지만 한의학적으로 보면 성행위와 그로 인해 방출되는 정액(精液)은 결코 가볍게 손실하거나 낭비할 수 있는 게 아니다. **정액은 생명의 본질적 요소에 관여하는 매우 중요한 물질이며, 인체의 소중한 정기와 생명력을 품은 물질이다.** 따라서 한의학적 관점에서 잦은 성행위는 몸의 귀중한 자원을 낭비하고 고갈시키며 생명을 서서히 갉아먹는 행위인 셈이다. 특히 자신의 체력에 비해 지나치게 자주 성행위를 해 정력을 너무 많이 소모할 경우 발생하는 병인을 '방로(房勞)'라고 한다.

50대 이후의 잦은 성행위는 진액과 에너지 고갈의 원인

방로를 좀 더 쉽게 이해하기 위해 등잔불을 떠올려보자. 상태가 좋은 등잔불은 심지가 길고 기름도 충분해서 오래 잘 탄다. 그런데 만약 등잔불에 문제가 생긴다면? 그 원인은 크게 두 가지다. 하나는 기름이 부족해서이고, 다른 하나는 심지가 짧아져서이다. 기름이 부족하면 심지의 길이가 충분해도 얼마 가지 않아 등잔불은 꺼지고 만다. 반대로 기름이 충분해도 심지의 길이가 짧으면 불꽃이 작아진다.

또 한 가지 생각할 수 있는 경우는, 애초에는 정상적인 등잔불이었는데 갑자기 기름이 확 줄어드는 상황이다. 이때는 상대적으로 심지가 길어 보이지만 심지는 더욱 빠르게 타들어가고 그나마 있던 기름마저 빠르게 소비되어버린다. 결과적으로 그 어떤 경우든 심지의 길이와 기름의 양은 밀접하게 연관되어 등잔불의 생존을 결정하게 된다.

사람의 체력도 이러한 등잔불에 비유할 수 있다. 심지의 길이는 양기, 즉 에너지에 해당하고, 기름의 양은 우리 몸의 진액, 즉 혈액·정액·영양물질 등을 말한다. 양기가 약해지거나 진액이 부족해지면 생명에도 문제를 일으키는데, 이러한 상황을 가장 급속도로 유발하는 것이 잦은 성행위, 즉 방로이다.

성행위를 자주 하면 진액이 쉽게 고갈되고 그 결과 체력이 현저하게 떨어진다. 더구나 애초부터 체력이 그리 강하지 않은 사람, 식사를 충분하게 하지 않아 에너지가 떨어진 사람은 성행위를 통해 더 많은 진액이 고갈된다. 이러한 상태에서 세포들은 굶주리게 되고, 특히 면역력은 극도로 저하된다. 성행위에 술이 더해질 경우, 즉 술을 마신 후 성행위를 하면 체력과 에너지를 더 많이 소모하게 된다. 한마디로 체력과 에너지 소모에 가속도가 붙는다. 이런 일이 반복되면 결국 체력과 에너지가 바닥나는 방로에 이르게 된다. 물론 20~30대에는 그 영향이 직접적으로 나타나지 않을 수 있다. 신진대사가 활발하고 체력 조건이 비교적 양호하기 때문이다. 문제는 50대가 넘어서부터 생긴다.

60대의 한 남성이 필자를 찾아왔다. 심각한 표정으로 진료실에 들어선 그는 우울증과 불면증 때문에 3년 전부터 약을 먹기 시작했다고 말했다. 처음에는 몇 알 되지 않던 약이 이제는 하루에 한 주먹이나 먹어야 할 정도로 양이 늘어났다고 호소했다. 여러 진단을 해보니 원인은 지나치게 잦은 성행위로 밝혀졌다. 그는 스스로 타고난 정력가라고 생각할 정도로 성행위를 좋아했고 또 젊어서부터 성행위를 많이 했다고 한다. 당시에는 성행위를 하고 나면 오히려 활력이 솟았기 때문에 더할 나위 없이 만족스러웠다고 한다. 그래서 나이가 들어서도 자신의 체력을 감안하지 않은 채 성행위를 이어갔다고 한다. 그러던 어느 날, 아침에 일어나기 힘들어지고 살이 빠지고 힘이 빠지면서 짜증이 늘기 시작했다. 걱정이 늘고 불면증이 생긴 것도 그때부터였다고 한다. 이후 두통, 어지럼증, 허리 통증, 전립선 질환 등 온갖 질병이 동시다발적으로 생기면서 더 이상 방치할 수 없어 내원했던 것이다. 이후 그는 필자의 처방에 따라 성행위를 완전히 중단했다. 더불어 침과 뜸 치료를 3개월간 정기적으로 받고 나서야 서서히 정상 체력을 되찾을 수 있었다.

방로임을 알 수 있는 증상들

일반적으로 방로가 걱정되는 사람은 '그렇다면 도대체 며칠에 한 번씩 성행위를 해야 문제가 되지 않을까?'라고 질문을 한다. 그러나 이 질문에 대한 답은 사람마다 다르다. 체력과 영양 상태가 모두 다르기 때문이다. 다만 그 누구든 일단 방로 상태가 되면 무조건 성행위를 완전히 중단한 상태에서 체력을 되찾는 노력을 해야 한다. 만약 다음의 증상들 중 5가지 이상을 겪고 있다면 방로 상태라고 봐야 한다.

■ 잘 먹어도 살이 찌지 않는다

잦은 성행위로 인해서 진액이 고갈된 상태를 음허화동(陰虛火動)이라고 한다. 몸에 있는 음의 기운이 허해져서 음양의 균형이 깨지고, 그 결과 화(火)라는 뜨거운 기운이 위로 솟구쳐 오르는 것을 말한다. 이렇게 열이 지속적으로 솟구치면 에너지 소모량은 급격하게 많아지고, 에너지를 보충하더라도 저축을 하거나 쌓아놓기도 전에 바로바로 소진된다. 물론 '잘 먹고 많이 먹는데도 살이 찌지 않는다'라고 하면 건강한 체질로 생각할 수도 있다. 신진대사가 활발하면 그럴 수 있기 때문이다. 그런데 신진대사가 활발한 나이가 아니거나, 별다른 육체적 에너지 소모가 많지 않음에도 불구하고 이런 증상이 나타나면 잦은 성행위로 인한 방로 증상이라고 볼 수 있다.

■ 잠을 잘 때 땀을 흘리는 경우가 많고 아침에도 몸이 개운하지 않다

방로의 증상은 야간에 많이 생긴다. '앓는다'고 할 정도로 피곤하며, 땀구멍이 열리면서 땀을 흘리게 되는데 이를 도한(盜汗)이라고 한다. 밤새 이렇게 괴로움을 겪으니 충분히 잠을 자도 아침에 개운할 리 없다.

■ 성행위 직후 자신도 모르게 잠이 들거나 유난히 피로하다

몸이 몹시 피곤한 상태에서 운동을 과하게 하면 당연히 몸이 힘들고 괴로울 수밖에 없고, 상처에 자극을 주면 상처가 더 깊어지고 통증도 심해진다. 마찬가지로 방로로 인해 진액이 고갈된 상태에서 다시 성행위를 하면 당연히 방로가 더 심해지면서 피곤이 빨리 온다. 따라서 성행위 후 기운을 차릴 새도 없이 잠드는 일이 생긴다.

■ 더위도 추위도 유난히 많이 탄다

더위도 추위도 많이 탄다면 방로로 인한 음허(陰虛) 증상으로 봐야 한다. 한마디로, 기력이 쇠해서 몸이 허해진 것이다. 이런 경우 면역력이 약해지면서 추위와 더위에 대한 저항력이 동시에 떨어진다.

여기에서 말하는 '더위나 추위를 많이 탄다'는 것은 외부적인 기온에 의한 것이 아니라 몸 자체가 약해져서 외부의 사소한 변화에도 민감하게 반응하고 저항력이 떨어진 상태를 말한다. 이러한 증상은 방로의 진행 정도를 알 수 있게 해준다. 더위만 많이 탄다면 1차적으로 방로로 인해 질병의 원인이 만들어진 상태이고, 여기에 더해 추위까지 탄다면 2차적으로 체력이 고갈되어 방로가 더욱 심해진 상태라고 봐야 한다.

■ 밤마다 발에서 뜨거운 열이 난다

발이 뜨거워지는 족열(足熱)이 생기고, 심한 경우 발이 건조해지고 발바닥이 갈라지기까지 하는 것은 방로로 인해 인체의 건강한 생리 상태인 수승화강의 기조가 무너졌음을 의미한다.

수승화강이 무너지면 기혈의 정상적인 흐름이 동시에 무너져서 심장에서 가장 멀리 있는 발의 열이 온전히 해소되지 못해 뜨거운 것이다. 특히 밤에 증상이 심하고 생각보다 증상이 오래 가는 경우가 흔한데, 이런 사람들은 추운 겨울에도 발을 이불 속에 넣지 못하고 이불 밖으로 내놓고 자는 경우가 많다.

■ 갈증을 자주 느끼고 찬물을 좋아한다

방로는 음허를 유발한다고 했는데, 이는 열을 오르게 만들어서 갈증을 부르고 물을 마셔도 갈증이 쉽게 가시지 않는 특징이 있다. 물론 노권이 있어도 갈증이 나지만, 이때는 물을 그다지 많이 마시지 않아도 금세 갈증이 가라앉는다. 하지만 방로는 그 뿌리가 깊기 때문에 물을 마셔도 또다시 갈증이 생기고, 몸속의 열을 내리기 위해 찬물을 선호하는 경향을 보인다.

■ 허리가 은근히 지속적으로 아프다

서양의학에서는 신장(腎臟)을 콩팥으로 한정하지만, 한의학에서 신장은 부신과 고환을 비롯한 비뇨생식기 전반과 갑상선, 뇌하수체까지 아우르며 인체에 매우 소중한 정(精)을 담고 있는 기관이라고 인식한다.

신장의 기능이 약해지면 허리가 아픈 증상이 나타나는데, 이 통증은 일반적인 통증과는 약간 다르다. 이를 신허요통(腎虛腰痛)이라고 한다. 보통 근육통으로 허리가 아플 경우 어느 정도 쉬면 낫지만, 방로로 인해 신장 기능이 약해지면 통증이 은근하게 지속된다.

■ 대변에 수분이 없어 배출이 잘 안 된다

건강한 대변은 충분한 수분을 머금고 있어서 항문 부위를 자극하지 않고 부드럽게 배출된다. 하지만 방로로 인해 진액이 고갈된 상태라면 대변이 촉촉해질 여력이 없다. 따라서 성행위를 자주 하는 사람이 딱딱한 대변을 볼 때는 단순히 변비라고 판단해서 변비약을 먹어서는 안 된다. 일시적으로 배변이 잘될지라도 오히려 진액을 더 고갈시켜 상태를 악화시킬 수 있기 때문이다.

■ 소변 색이 진하다

소변 색은 몸의 상태에 따라 달라지는데 몸이 차고 습하면 맑고, 건조하고 열이 많으면 색이 진한 경향이 있다. 방로는 몸에 열이 많고 건조해진 상태이기에 소변 색도 진할 수밖에 없다.

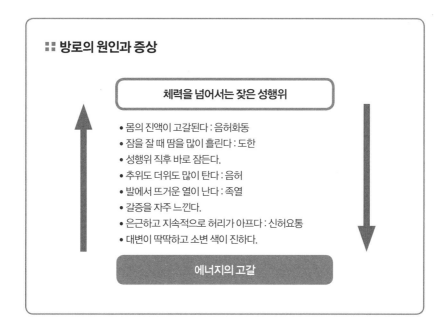

방로의 원인과 증상

체력을 넘어서는 잦은 성행위

- 몸의 진액이 고갈된다 : 음허화동
- 잠을 잘 때 땀을 많이 흘린다 : 도한
- 성행위 직후 바로 잠든다.
- 추위도 더위도 많이 탄다 : 음허
- 발에서 뜨거운 열이 난다 : 족열
- 갈증을 자주 느낀다.
- 은근하고 지속적으로 허리가 아프다 : 신허요통
- 대변이 딱딱하고 소변 색이 진하다.

에너지의 고갈

독소와 노폐물 축적으로 암의 원인이 되는 담음

이제까지 '칠정 ─ 노권 ─ 식적 ─ 방로'라는 암의 근본 원인 4가지에 대해 살펴보았다. 지금부터 알아볼 담음(痰飮)은 이 4가지 병인에 의해 발생되는 최종적이고 종합적인 질병의 원인이다. 의학적으로는 이를 '속발성(續發性) 질환(특정한 병에 의해서 생긴 다른 병)'이라고 한다. 예를 들어 무릎이 좋지 않아 오랜 기간 절뚝거리며 걸었다면 이것이 이차적으로 척추에도 영향을 미쳐 척추 질환이 생기는 것과 비슷하다.

간단히 말하면, 칠정 ─ 노권 ─ 식적 ─ 방로가 오래 지속되어 체내에 독소와 노폐물이 축적되면 담음이 발생한다. 그래서 질병의 원인을 파악하다 보면 결국에는 담음인 경우가 대다수다. 한의학 용어 중에 '심중구

담(十病九痰)'이 있다. 10여 가지 증상 중 9가지가 담음에 의해서 생긴다는 말이다. 실제 만성질환인 비만, 당뇨병, 고혈압 역시 담음에 의한 경우가 많다.

장기의 기능을 떨어뜨리고 정신적인 문제까지 유발

담음은 신진대사가 무너져서 생리작용이 정체된 신체 상태다. 가장 큰 특징은 체내에 독소와 노폐물이 많이 쌓여 있다는 점이다. 우리가 먹은 음식은 소화되어 영양분으로 흡수되고 다양한 활동에 에너지로 쓰인 뒤에 남은 것은 배설이 되도록 시스템화되어 있다. 이 과정이 순조롭게 이루어지면 건강한 몸을 유지할 수 있다. 그런데 칠정 – 노권 – 식적 – 방로로 인해 이 과정이 무너지면 담음이 생긴다.

신진대사가 무너지면서 체내에 쌓이는 독소와 노폐물은 주로 액체 형태다. 우리 몸속에는 혈액, 소화액, 림프액 등 다양한 체액이 순환하며, 전반적으로 수분이 막힘없이 흘러야 체액도 원활하게 순환한다. 하지만 여러 이유로 체내에 독소와 노폐물이 쌓이고 수분의 순환에 문제가 생기면 체액이 끈적해지면서 원활하게 순환하지 못한다. 그리고 몸속에 쌓인 독소와 노폐물은 위장 등에 정체되어 각종 장기의 기능을 현저하게 떨어뜨린다.

담음은 육체적인 문제만 유발하는 것이 아니라 정신적으로도 문제를 일으킨다. 필자를 찾아온 환자 중 장례식장에만 가면 귀신이 보여 기절을 해서 어느 누구의 장례식에도 가지 못하는 분이 있었다. 인간관계를 유지하기 위해서는 장례식에도 가야 하고 유족들도 위로해줘야 하는데, 귀신이 무서워 도저히 장례식장에 가질 못한다는 것이었다. 진찰을 자세히 해보니, 이 역시 담음이 원인이었다. 그래서 담음을 다스리는 침 치료와 순환을 돕는 뜸 치료를 하고 맞춤 한약 처방을 했더니 그 증상이 사라졌다.

최근 사회문제가 되고 있는 우울증 역시 담음에서 기인한다고 볼 수 있다. 대체적으로 사회적인 원인과 개인의 심리적인 요인이 우울증의 원인이지만, 이 역시 심리적으로 화(火)가 끓어오르고 그것이 제대로 발산되지 않아서 우울증으로 이어지는 것이다.

《동의보감》에는 담음에 대해 다음과 같이 설명되어 있다.

어지럼증이 생기고 귀에서 소리가 나며 입과 눈 주위가 떨리고 눈썹과 귀가 가렵다. 팔다리가 아픈 증상이 왔다 갔다 하고 뺨과 잇몸이 가렵고 아프다. 트림이 나고 신물이 올라오고 명치끝이 아프고 구역질이나 딸꾹질이 난다. 목에 무언가 걸린 듯한데, 뱉어도 안 나가고 삼켜도 안 내려간다. 명치 밑에 얼음이 있는 것 같고 가슴이 아프고 이상한 꿈을 자주 꾼다. 발목이 약해지고 허리와 등이 갑자기 아프고, 아픈 곳이 여기저기 돌아다닌다. 등뼈 가운데가 손바닥 크기만큼 얼음같이 차고 아프다. 몸에서 벌레가 기어가는 느낌이 있다. 눈 밑이 검어지고 입안이 잘 헌다. 얼굴에 열이 화 끈 달아오르고 정신을 잃기도 한다. 가슴이 두근거리고 누가 잡으러 오는 것 같아서 무섭다. 숨이 차면서 기침을 하고, 토하거나 침을 잘 뱉는다. 담음이 위로 가면 입이 마르고 아래로 가면 대소변이 막힌다. 부인들은 월경에 문제가 생기고, 아이들은 잘 놀라거나 경기를 한다.

위의 내용에 근거해서 담음의 증상을 정리하면 다음과 같다. 이 중에서 다섯 가지 이상 증상이 있다면 담음일 가능성이 매우 높다.

- 자주 어지럽다.
- 숨이 찬다.
- 가슴이 두근거린다.
- 뒷목이 뻣뻣하다.
- 눈이 침침하다.
- 속이 메슥거린다.
- 배에서 꾸르륵 소리가 난다.
- 편두통이 있다.
- 아픈 곳이 여기저기 옮겨 다닌다.
- 손발이 저린다.

칠정-노권-식적-방로-담음이 서로 얽혀 암을 유발

우리는 이제까지 암을 일으킬 수 있는 근본 원인인 '칠정-노권-식적-방로-담음'에 관해 알아보았다. 한 가지 염두에 두어야 할 점은 이 다섯 가지 원인이 따로따로 나타나지 않는다는 점이다. 몇 가지 원인이 혼합되어 나타나거나 동시에 나타날 가능성이 매우 크다. 예를 들어 노권과 식적이 혼합되어 문제를 일으킬 수도 있고, 칠정과 방로가 하나가 되어 몸에 치명적인 손상을 입힐 수도 있다. 그러나 이 원인들 모두 몸을 불편하고 괴롭게 만든다는 점은 같다.

그런 점에서 암의 원인을 찾아나갈 때는 지금 내 몸의 어느 부위가 어떻게 불편한지, 생활습관이 건강한 삶에서 얼마나 벗어나 있으며 그것이 몸에 어떤 작용을 미치는지를 스스로 생각해봐야 한다. 그리고 그것들을 칠정-노권-식적-방로-담음의 측면에서 생각해보면 반드시 답이 나온다.

이 암의 원인들은 실타래처럼 얽혀 있기에 건강한 습관을 되찾아 하나가 좋아지면 연쇄적으로 다른 것들이 개선되면서 어느 순간 몸이 건강해진다. 그러니 암이라는 만만치 않은 상대를 마주 보는 나이가 되었다면 무엇보다 이 원인들을 중심으로 자신의 몸을 관찰하고 건강한 상태로 돌리려는 노력을 해야 한다.

혈액 순환장애를 일으켜 암의 원인이 되는 어혈

암의 직전 단계에서 생기는 가장 큰 변화는 혈액의 변화, 즉 어혈(瘀血)이다. 어혈이 많아지면 면역력이 떨어지는 것은 물론 암과 만성질환을 촉발한다. 어혈은 한의학의 개념으로, 질병의 근본 원리를 밝히면서 어떻게 체내에 독소와 노폐물이 쌓이고 장기를 망가뜨리는지를 잘 보여준다. 그래서 암을 예방하고 치료하려는 사람들은 어혈의 원리를 반드시 알아야 한다.

앞에서 살펴보았던 다섯 가지 병인과도 직접적으로 관련이 있는 **어혈은 국소적으로 순환이 정체되거나 성분이 변화된 혈액으로, '흐름이 정체되거나 흐르는 속도가 떨어진 죽은 피, 더러워진 피'라고 할 수 있다.** 어혈이 생기면 적혈구가 급격하게 응집해서 부피를 키우기 때문에 모세혈관 같이 좁은 곳에서는 혈액 순환이 잘 이뤄지지 않아 세포로 향하는 영양 공급에 문제가 생긴다. 그 영향으로 자연스럽게 몸속에 독소와 노폐물이 쌓이면서 세포조직이 죽고, 그 결과 각종 질병이 생길 수밖에 없다.

혈류를 정체시켜 염증을 만드는 골칫덩이

동양의학에서는 질병의 근원을 '만병일독(萬病一毒)'이라는 말로 설명한다. 모든 질병의 근원은 독소라는 말이다. 여기에서 말하는 독소는 인체 외부와 내부에서 만들어지는 독소와 노폐물을 모두 포함한다.

독소는 그 자체로는 우리 몸을 위협하지 못한다. 독소가 우리 몸에 들어왔거나 몸 안에서 생겼더라도 배출만 잘하면 그 위험성은 100% 제거될 수 있다. 문제는, 독소가 혈액에 녹아들어 전신을 돌아다니는 것이다. 독소가 돌아다니면서 혈액에 쌓이는 과정이 곧 어혈이 만들어지는 과정이다.

대체로 혈액은 체내의 독소를 어느 정도 제거하는 능력이 있지만, 그 해독 능력을 넘어서면 스스로 독소를 품으면서 어혈이 된다. 그리고 형태적으로 건강한 혈액과는 전혀 다른 특징을 보이면서 우리 몸에 악영향을 끼친다. 가장 대표적인 악영향은 '혈액의 유연성, 탄력성, 회복성 저하'다. 건강한 혈액 속의 적혈구는 탄력성이 있어 자신의 모습을 상황에 맞게 바꾸는 일에 익숙하다. 모세혈관처럼 아주 좁은 통로를 지날 때는 덩치를 줄이고, 다른 적혈구들과 부딪혔다가도 원래의 형태로 가볍게 되돌아온다. 가끔 혈액이 특정 부위에 몰리더라도 서로 엉겨붙지 않고 적당한 거리를 유지하면서 독립적이고 자율적으로 활동한다.

그런데 어혈은 이와는 정반대의 모습을 보인다. 일단 탄력성이 현저하게 떨어져서 좁은 곳을 통과하지 못해 정체되고, 상황에 맞게 변하지 못해 이동 속도가 느리고, 특정 부위에 몰리면 서로 엉겨붙어서 해당 부위에 염증을 일으키는 골칫덩이가 된다.

우리가 어혈을 관심 있게 봐야 하는 이유는 그것이 인체의 건강과 직접적으로 관련이 있기 때문이다. 《황제내경》에 이런 말이 있다.

> 12경맥은 안으로는 장부에 속해 있고, 밖으로는 사지와 관절에 연결된다.

여기에서 12경맥이란 인체의 기혈 혹은 에너지가 흘러 다니는 중요한 통로이다. 이 경맥을 따라 혈액을 포함한 각종 진액이 내부 장기, 팔다리, 각종 관절 등 우리 몸을 전체적으로 순환한다. 마치 물이 계곡을 따라 막힘없이 흘러 다니며 구석구석을 깨끗하게 정화하는 것과 같은 원리로, 이때가 가장 건강한 상태이다. 그런데 어혈이 있으면 이 흐름에 문제가 생긴다. 모든 장기가 건강해도 혈액이 제대로 돌지 않아서 산소와 영양분을 제대로 공급받지 못해 염증이 생기고 장기의 기능도 떨어지고 만다. 그런 점에서 어혈은 체내 모든 장기와 팔다리, 관절의 건강을 해치는 주된 원인이다.

인체의 해독 작용도 무용지물인 어혈

그렇다면 어혈을 만드는 독소와 노폐물은 어디에서 유래하는 것일까? 일반적으로 '독'이라고 하면 외부에서 체내로 유입되는 것으로 생각한다. 그러나 극도로 열악한 환경에서 생활하지 않는 이상 독소 중 30%는 외부에서 유입된 것이고, 나머지 70%는 몸속에서 생성된 것이다. '내부의 적'이 '외부의 적'보다 더 무섭게 우리를 공격하는 셈이다.

인체에서 생기는 주요 독소는 다음과 같다.

- **호흡 과정에서 생기는 독소** : 노화의 주범인 활성산소 등
- **분해 과정에서 생기는 독소** : 요산, 암모니아 등
- **소화 과정에서 생기는 독소** : 장에서 소화되지 않은 박테리아와 바이러스 등
- **정신 활동으로 생기는 독소** : 스트레스로 인한 노르아드레날린 등

호흡, 분해, 소화, 정신 활동은 생명 유지에 꼭 필요한 인체의 작용이지만, 아이러니하게도 그 과정에서 독성 물질이 발생한다. '사람이 살아 있는 것 자체가 독소의 생산 과정'이라고 봐도 무방하다. 외부에서 유입되는 독소도 있는데 미세먼지, 미세플라스틱, 식품에 포함된 화학첨가

물, 음식물을 조리할 때 생기는 각종 유해물질 등이 대표적이다.

그러나 다행히 인체는 이러한 독소에 속수무책으로 당하지 않는다. 이중삼중의 방어막으로 최선을 다해 독소를 배출하기 때문이다. 인체의 가장 대표적인 해독 기관인 간은 우리 몸에 들어온 독성 물질을 1차적으로 비독성 물질로 변환시킨 후 담즙을 거쳐 대변으로 배출한다. 소변, 땀, 호흡도 독소를 자연적으로 배출하는 방법이다. 폐에서는 공기와 함께 흡입된 독소를 걸러주고, 장에서 다시 한번 면역체계를 동원해 독소를 없애준다. 그러나 이러한 노력도 소용없어지는 상태, 즉 최악의 상태가 이어질 때 결국 어혈이 생기고 만다.

어혈이 늘어나면 생기는 증상들

■ 살이 쉽게 찐다

독소를 배출하지 못해 어혈이 늘어나면 가장 먼저 나타나는 증상이 '살이 찌기 쉬운 체질'로 변하는 것이다. '피가 탁해졌다고 비만이 되나?'라고 의아해할 수도 있다. 하지만 체내에 독소가 많다는 것은 장내 환경이 나빠진다는 의미이다. 장내에 유해균이 많아지면서 과식이나 폭식의 위험이 커지고, 복부 장기의 혈액까지 어혈로 변하면서 순환과 신진대사가 느려진다. 흔히 '나잇살이 찐다'고 하는데, 어혈로 인해 신진대사가 떨어지고 그 결과 '내장지방형 복부 비만'이 된다. 이외에 혈액 순환이 잘되지 않아 피로가 풀리지 않고, 눈 흰자위의 색깔이 탁해지고, 피부가 거칠어지는 증상이 동반될 수 있다.

■ 관절·근육에 불편함과 통증이 생긴다

어혈이 있으면 관절이나 근육 등에 특별한 이상은 없지만 지속적으로 불편함을 느끼게 되고 통증이 여기저기 생긴다.

■ 당지수가 높은 음식을 자꾸 찾는다

어혈이 있으면 비정상적인 혈액 순환으로 영양 공급이 제대로 되지 않아 세포가 굶주리게 되고, 그 결과 빠르게 혈당을 올리는 음식(단맛 식품, 밀가루 음식, 빵 등)을 수시로 찾게 된다. 이런 일이 반복되면 결국 당뇨병이 생길 수 있다.

■ 두통, 현기증, 손발 저림 등이 나타난다

어혈이 있으면 두통과 현기증, 손발이 저리고 시리고 쑤시는 증상이 나타나고, 인체의 전반적인 에너지 순환이 원활하지 않아 불면증에 시달리기도 한다. 종아리, 얼굴 등이 수시로 붓는 경우도 생긴다. 혈액이 잘 돌면 혈관을 청소하고 산소와 영양분 공급이 원활히 이루어질 텐데, 어혈이 생기면서 혈액 순환이 원활하지 않으니 인체 곳곳에 문제가 생기는 것이다. 또 혈액이 부족해 열이 정상적으로 만들어지지 않아 손발이 얼음처럼 차가워지고, 여성의 경우 자궁이 차가워지면서 월경 문제,

또는 호르몬으로 인한 각종 증상에 시달릴 수 있다.

안타까운 사실은 이와 같은 증상이 나타나더라도 병원에서는 그 원인을 찾기가 힘들다는 점이다. 초음파, CT, MRI 등 그 어떤 검사도 어혈을 찾아내지 못한 채 의사로부터 "특별한 문제가 없는데요"라는 말만 듣게 된다. 그러면 환자는 자신의 증상을 가볍게 여기게 되고 잘못된 생활습관을 개선할 기회를 놓치고 만다. 서양의학에서는 어혈이 쌓이고 쌓여서 염증이 되고 질병으로 나타난 뒤에야 비로소 진단과 처방을 할 수 있는데, 그때는 이미 질병이 진행된 경우가 허다하다.

반면, 한의학에서는 특정되지 않은 증상에 대해서도 원인으로 어혈을 명확하게 지목할 수 있다. 괴병(怪病)은 '반드시 어혈이 그 원인이다'라는 말이다. 우리 몸에 생기는 상당수의 이름 모를 불편함과 고통은 대개 어혈이 원인이라고 할 수 있다. 그런 점에서 우리는 암 발병의 전단계라고 할 수 있는 어혈 예방에 힘쓰고, 몸이 보내는 이상신호에 귀를 기울여 어혈로 인한 증상을 느낄 수 있어야 한다.

고혈당이 부르는 암,
암이 부르는 당뇨병

대한당뇨병학회에 따르면, 2020년 기준으로 국내 30세 이상 당뇨병 환자 수는 500만 명을 넘어섰다. 60대 이상 인구의 경우 3명 중 1명이 당뇨약을 복용하고 있다. 문제는 당뇨병 환자는 암에도 걸릴 확률이 높다는 점이다. 고혈당은 만성염증을 유발하고, 만성염증은 암의 먹이가 되기에 암 발병의 위험성을 높이는 악순환에 빠질 수 있다.

암 치유와 혈당 관리는 사실상 같은 말이라고 할 수 있다. 당뇨병 환자의 암 발병 위험성은 그렇지 않은 사람보다 2배나 높다. 또 당뇨병이 있는 암 환자의 사망률은 그렇지 않은 사람에 비해 1.5배 증가한다는 연구 결과도 있다.

당뇨병과 암의 밀접한 관계

당뇨병과 암은 어떻게 연관되어 있는 것일까?

인체가 고혈당 상태가 지속되면 인슐린 저항성이 유발되어 당뇨병이 발생하고, 동시에 세포 단위에서부터 세포소기관, 세포핵의 DNA에 이르기까지 다양한 차원과 범위에서 지속적으로 손상이 일어나고 염증이 만성화되어 암을 유발한다. 결국 '고혈당－당뇨병－세포 손상－만성염증－암 유발'이라는 최악의 연결고리가 만들어진다. 고혈당으로 인해 지방세포가 많아지면 지방세포에서 '아디포카인(adipokine)'이라는 단백질이 과잉 분비되는데, 과도한 아디포카인은 신진대사를 방해하고 만성염증을 유발한다. 이렇게 만들어진 만성염증은 결국 암을 유발한다.

당뇨병의 원인과 암의 원인은 태생적으로 같다. 요동치는 감정으로 인한 칠정, 나쁜 식습관으로 인한 식적, 누적된 피로로 인한 노권, 몸속 독소와 노폐물로 인한 담음과 어혈로 혈당이 오르면 만성염증이 발생하고, 만성염증은 암의 씨앗이 된다. 암은 고혈당일 때 더 큰 힘을 발휘하기 때문이다. 따라서 암 환자는 고혈당을 조심해야 하고, 당뇨병 환자는 암에 걸리지 않도록 특히 주의해야 한다.

평소에 당뇨병이 없던 사람도 암 진단을 받고 치료하다 보면 당뇨병의 위험성이 증가할 수 있다. 췌장암 환자도 일반인보다 5배 이상 당뇨병 발병률이 높으며, 신장암·간암·담낭암·폐암·혈액암·유방암·위암·갑상선암 환자의 경우도 일반인보다 당뇨병이 더 잘 생긴다. 어떤 암이든 암 진단을 받고 2년 내에 당뇨병이 발병할 확률이 높은데 스테로이드제 사용, 항암제 사용, 방사선치료, 면역억제제와 항호르몬제 등에 의해 당뇨병이 증가할 수 있다. 항암 이후 염증 억제를 위해 스테로이드제를 사용할 경우 고혈당이 생기는 것은 흔한 일이다. 이 경우 스테로이드제의 사용을 줄이면 혈당은 다시 정상으로 돌아온다.

암 환자에게 혈당 관리는 필수

암 환자는 식단, 운동, 스트레스 관리를 철저히 해서 반드시 당뇨병을 예방해야 한다.

■ 식단 관리로 당독소의 발생을 막아야 한다

탄수화물 섭취를 줄이고 단백질과 지방, 채소를 골고루 섭취해 비타민과 미네랄, 식이섬유 등을 충분히 섭취하는 것이 좋다. 특히 빵·떡·면으로 대표되는 정제 탄수화물과 설탕·과당과 같이 혈당을 급속히 올리는 식품은 주의해야 한다.

무엇을 먹느냐도 중요하지만, 어떻게 먹느냐도 매우 중요하다. 가장 주의를 기울여야 하는 것은 천천히 꼭꼭 씹어 먹는 것이다. 천천히 꼭꼭 씹어서 먹으면 과식을 피할 수 있고 혈당도 천천히 오르기 때문에 혈당 스파이크로부터 오는 혈관 손상은 물론 인슐린 저항성도 예방할 수 있다.

'당독소'를 철저하게 피하는 것도 중요하다. 당독소는 최종당산화물을 의미하며, 영어로는 AGEs(Advanced Glycoxidation End-products)라고 표기한다.

당독소는 보통 두 가지 경로에 의해 발생한다. 첫 번째 경로는 굽거나 튀긴 음식이다. 즉 '단백질＋당분＋고열'의 조합으로 생겨난다. 여기에서의 당분은 탄수화물과 설탕을 포함한 기타 당분을 의미한다. 당독소가 만들어지는 두 번째 경로는 체내에서의 단백질과 당의 결합이다. 우리 몸에서는 필요한 만큼 포도당을 흡수하고 남은 포도당은 간과 근육에 글리코겐 형태로 저장된다. 그러고도 남는 포도당이 있다면 중성지방 형태로 내장에 쌓여 내장지방이 되거나 단백질과 결합해 당단백으로 저장되어 독소로 작용하는데, 이것이 당독소다.

당독소는 분해되지 않고 세포독성을 띠는 활성산소를 만들어 당뇨병, 암, 피부 노화, 동맥경화, 백내장, 생리불순, 염증 질환 등을 유발한다. 그리고 당독소가 만든 내장지방은 고혈당, 고혈압, 고지혈증, 비만 등의 대사질환과 관계가 매우 깊다.

당독소는 조골세포를 노화시키고 뼈를 파괴하고 재생을 막아 골다공증을 촉진하고 골절을 유발한다. 특히 골다공증이 심해지는 갱년기 이후에는 더 위험하므로 유방암 환자 중 에스트로겐 호르몬 억제제를 복용하는 사람은 당독소 관리를 더 철저히 해야 한다.

그뿐만 아니라 당독소는 암세포가 증식하는 환경을 만든다. 당단백이 활성산소와 결합한 후 혈관에 붙으면서 '플라크(plaque)'라는 딱딱한 결정체를 형성하는데, 이것이 점점 커지면서 혈관을 좁힌다. 떨어져 나간 플라크를 혈전이라고 하는데, 몸속을 떠다니다가 심장 혈관을 막으면 심근경색이 되고, 뇌혈관을 막으면 뇌졸중이 된다. 게다가 플라크로 혈관이 막히면 세포에 산소 공급이 제한되면서 암세포가 발생한다.

당독소가 많은 음식은 치킨, 불고기, 삼겹살, 숯불구이 등 고열에 익힌 단백질 식품이다. 조리 과정에서 당독소가 몇 십 배에서 몇 백 배까지 증가하기 때문이다. 패스트푸드도 당독소가 많다. 특히 빵, 과자, 라면, 햄버거, 피자, 파스타, 직화 스테이크, 튀김류, 돈가스, 생선구이, 아메리카노 등 고열로 인해 갈변된 음식을 피해야 한다.

당독소 피해를 줄여주는 것으로 레몬수와 녹즙 등이 있으니 적절히 활용하는 것도 좋다. 과식을 피하고 천천히 꼭꼭 씹어 먹는 습관도 중요하다. 천천히 꼭꼭 씹어 먹으면 식적의 병인을 예방할 수 있고, 충분한 침의 분비로 활성산소의 양을 줄일 수 있으며, 음식의 독성도 완화할 수 있다.

■ 운동으로 허벅지와 엉덩이 근육을 키워야 한다

적당한 운동은 식후 혈당 조절에 도움이 되고, 체력을 유지해주기 때문에 암 치료에 큰 도움이 된다. 특히 운동으로 만들어지는 허벅지와 엉덩이 근육은 혈당의 잉여분을 저장할 수 있는 훌륭한 창고 역할을 하기에 혈당 관리에 도움이 되고, 스트레스 해소에도 도움이 된다.

특히 야외에서 햇볕을 쐬며 걷기 운동을 꾸준하게 하면 우울증 감소에 도움이 되는 세로토닌 분비량이 늘어나고, 적절한 피로감으로 숙면을 유도해 심리적으로도 안정된다.

■ 스트레스 관리로 면역력을 높여야 한다

스트레스를 최대한 피한다. 지속적인 스트레스는 면역력을 약화시키고 코티솔 호르몬 분비량을 증가시켜 혈당을 높인다. 이것은 항암치료 후 스테로이드제 사용 시 혈당이 올라가는 것과 같은 이치이다.

암에서
벗어나는
무적의 식습관

꼭꼭 씹어 먹어
혈당 관리하기

어려서부터 우리는 '꼭꼭 씹어 먹어라'라는 말을 들어왔다. 음식이 입 안에서 잘게 부서져야 소화가 잘된다는 말로, 상식적으로도 지켜야 할 건강 수칙이 되었다.

꼭꼭 씹어 먹는 습관은 단순히 소화력을 좋게 하는 것 이상의 건강 효과가 있다. 각종 장기의 건강과 뇌 건강을 좋게 하고, 당뇨병과 비만을 예방하며, 암 예방을 위해서도 꼭 필요한 습관이다. 특히 암을 예방하고 싶은 사람이나 암 환자들은 씹는 습관을 제대로 교정하기 위해 필사적으로 노력해야 한다. 씹으면서 생성되는 침은 혈액만큼이나 중요한 역할을 하기 때문이다.

20분 이상 식사를 해야 하는 이유

의학적으로 식사 시간은 최소 20분 이상이어야 한다. 그래야만 소화 호르몬인 렙틴이 분비되면서 적당한 포만감을 느끼고 더 이상 과식하지 않을 수 있다. 만약 식사 속도가 빨라 렙틴이 분비되기도 전에 식사를 끝내면 포만감을 느끼기 위해 더 많은 음식을 먹게 되는 등 칼로리 섭취량이 크게 늘어 비만은 물론 각종 대사질환에 걸릴 확률이 높아진다.

그런데 한국인의 식사 시간은 평균 20분이 안 되는 것 같다. 2016년 고려대학교 안산병원에서 조사한 결과에 따르면 5분 만에 식사를 마치는 사람이 8%, 10분 만에 마치는 사람이 44%, 15분 만에 마치는 사람이 36%였다. 이 정도면 광속에 가깝다. 무엇이든 빨리 해내는 것이 한국인의 특성이자 성공 비결이라지만, 이렇게 짧은 식사 시간은 당뇨병과 직결되며 곧 암으로 가는 지름길이 된다. 빨리 식사를 하면 과식하게 되고, 혈관은 '포도당이 필요 이상으로 넘치는 환경'이 되기 때문이다.

우리가 음식을 먹으면 몸에서는 포도당이 만들어지고, 이는 췌장에서 분비되는 인슐린의 도움으로 세포 안으로 들어가 에너지원이 된다. 이 에너지원은 우리가 매일을 살아가는 데 강력한 원동력이 된다. 밥을 제대로 먹지 않으면 힘이 달리고 기운이 없는 이유가 이것이다. 그런데 포도당이 너무 과하면 앞에서 말한 '혈당이 필요 이상으로 넘치는' 상황이 되어 여러 가지 문제를 일으킨다. 그래서 음식을 천천히 꼭꼭 씹어가며 먹어야 하는 것이다.

음식을 꼭꼭 씹어 먹으면 체내에 음식물이 들어오는 속도가 늦어져 인슐린이 적절히 분비되고, 음식물 역시 잘게 부서져서 체내로 들어오니 소화에 쓰이는 효소와 에너지도 줄일 수 있다. 하지만 빨리 먹느라 잘 씹지 않고 삼키면 인슐린이 과잉 분비되어 혈액 속에 포도당이 남아도는 고혈당 상태가 이어져 당뇨병이 될 수 있다. 안타깝게도 이러한 환경은 포도당을 먹이로 살아가는 암세포에는 최적의 서식 환경이 된다.

미국의 암 전문병원인 시티오브호프의 존 터미니(John Termini) 교수 연구팀은 당뇨병 환자들의 암 발병률과 그 원인을 조사해서 발표했다. 그 내용에 따르면, 과도한 인슐린 분비가 세포의 DNA를 손상시켜 만성 염증을 유발하고, 이 과정에서 활성산소가 다량으로 유발되어 암으로 발전한다.

2010년, 미국암학회와 미국당뇨병학회에서는 '당뇨병 환자의 간암, 췌장암, 자궁내막염 발병 위험은 정상인의 2배에 달한다'고 발표했으며, 우리나라 부산성모병원에서 대장내시경을 시행한 30세 이상 1,111명을 대상으로 조사한 결과 당뇨병이 있는 사람은 그렇지 않은 사람에 비해 대장암 발병률이 2배 이상 높았다. 이는 고혈당과 암 발병이 직접적으로 연관 있음을 단적으로 보여준다.

암세포를 사멸하는 침의 강력한 항산화 기능

음식을 꼭꼭 씹어 먹어야 하는 또 다른 이유는 음식을 씹을 때 다량 분비되는 침 때문이다. 침의 성분 중 페록시다아제는 체내의 활성산소를 제거하는 항산화 기능이 강력해서 음식에 섞여 체내에 흡수되면 암세포를 사멸하는 데 도움을 준다. '노화 방지 호르몬'이라고도 불리는 파로틴은 뼈와 치아를 튼튼하게 해주는 것은 물론 면역력을 강화하는 백혈구를 늘리는 역할을 한다. 이들 물질은 치료제 성분으로 쓰일 정도로 그 효과가 강력하기 때문에 음식을 꼭꼭 씹어 먹으면 치료제를 먹는 것과 같은 효과를 볼 수 있다.

파로틴은 부작용 없이 인슐린 저항성을 줄이는 효과까지 있다. 일본의 아사다 테루오 박사 연구팀의 발표에 의하면, 침을 삼키면 혈당이 천천히 올라가서 당뇨병 예방에 도움이 된다. 당뇨병과 암의 관계를 생각하면, 이는 파로틴이 최종적으로 암 예방에 도움이 된다는 것을 의미한다.

한의학에서도 침의 중요성을 강조한다. 《동의보감》에는 '타액은 옥(玉)과 같아 잘 보전하면 장수한다'라고 기록되어 있다. 그래서 침을 '옥천', '진액', '금물'이라고 부르면서 소중하게 대했다. 《동의보감》에서는 침이 각종 장기에서 하는 역할을 다음과 같이 설명한다.

진액이 신장으로 가면 정이 되고, 입으로 가면 침이 되고, 눈으로 가면 눈물이 된다. 피나 눈물이나 정은 몸 밖으로 나가면 돌아오지 않는데, 오직 침만이 되돌릴 수 있다. 침이 심장으로 가면 혈이 되고, 간으로 가면 눈이 밝아지고, 비장으로 가면 몸을 보양해주고, 폐로 가면 기를 더해주며, 신장으로 들어가면 정을 만든다.

이처럼 침은 '몸을 살리는 생명의 물'이라고 해도 과언이 아니다. 과거에는 아침에 일어나면 정좌를 하고 이빨을 나이 수만큼 두들긴 후 입에 고인 침을 삼켜 단전(丹田)까지 내려가게 하는 건강법인 '고치법(叩齒法)'을 중요하게 여겼다.

꼭꼭 씹어 먹는 식습관은 암 예방 외에 뇌 기능과 구강 건강에도 영향을 미친다. 꼭꼭 씹는 저작운동은 뇌에 공급되는 혈류량을 늘려서 뇌를 활성화하는 역할을 한다. 그래서 충분히 씹어 먹지 않으면 치매가 발생할 확률이 높고, 침이 부족하면 구강 건강이 나빠져서 구취가 날 확률도 높아진다. 다만 침은 나이가 들수록 분비량이 줄어든다. 노화로 인해 기억력이 줄어드는 것과 크게 다르지 않다. 그러니 나이가 들수록 건강을 생각해서 더욱 꼭꼭 씹어 먹어야 한다.

식사 습관 카드 작성

평소 빨리 먹던 사람이 음식을 천천히 먹기란 쉬운 일이 아니다. 씹고 삼키는 과정은 거의 무의식적으로 이루어지기에 강한 의지와 실천이 뒷받침되지 않으면 고치기가 쉽지 않다.

하지만 자신의 습관을 기록하면 식사 습관을 고치는 데 상당한 도움이 된다. 예를 들어, 충동구매 성향을 가진 사람이 충동구매 습관을 고치려면 가계부를 쓰는 것이 효과적이듯 '식사 습관 카드'를 작성하면 씹는 습관을 고치는 데 많은 도움이 된다.

필자의 환자 중에 식사 습관 카드를 꾸준히 작성한 분이 있다. 2021년 소장암 진단을 받고 대학병원에서 개복수술을 한 52세의 조현철(가명) 씨는 이후 간암과 폐암으로 전이되어 기력 저하, 식욕부진, 암성통증을 느꼈고 피로감도 컸다. 지방에 있는 산 속 요양원에서 자연치유를 하던 중에 필자를 찾았다. 그분의 생활습관을 관찰하는데, 유독 빨리 식사하는 습관이 눈에 들어왔다. 직업적 특성상 식사를 빨리 해야 했던 것이다. 필자는 그분께 매일 식사 습관 카드를 작성하도록 했다. 178쪽의 표는 실제 조현철 씨가 작성했던 식사 습관 카드 중 일부이다. 매일 스스로 식사 시간을 체크하고, 밥을 먹을 때마다 옆에 카드를 두고 자신의 씹는 습관을 상기했으며, 식사는 한 끼당 최소 40분 이상 했다.

오랜 기간 식사 습관 카드를 작성한 결과 빨리 먹는 습관이 고쳐졌고, 간과 폐에 전이됐던 암세포마저 모두 사라져 지금은 건강하게 생활하고

날짜(1주)	3/30수	3/31(금)	4/1	4/2	4/3	4/4	4/5
아침	09:00~08:30분	07:40~08:분	07:40~08:분	08:00~08:00분	08:40~09:분	07:40~08:30분	08:00~08:분
점심	12:00~13:14분	12:27~13:14분	13:10~13:14분	12:00~13:00분	13:10~14:00분	12:30 13:10분	12:00~12:30분
저녁	19:30~20:10분	17:24~18:10분	18:20~19:분	18:30~19:10분	18:00~18:43분	18:20 19:10분	18:30 19:분
날짜(2주)	4/6	4/7목	4/8금	4/9토	4/10일	4/11월	4/12화
아침	07:00~08:분	07:45~08:30분	07:40~08:1분	07:40~08:분	07:44~08:분	07:40~08:7분	07:34~08:분
점심	12:00~13:30분	12:00~14:00분	13:10~13:10분	13:00~14:00분	12:30~13:20분	12:30 13:30분	13:10~13:분
저녁	18:00~13:24분	17:50~18:30분	17:24~18:1분	18:20~19:10분	18:20 19:15분	18:30 18:30분	18:34~18:30분
날짜(3주)	4/13	4/14목	4/15금	4/16토	4/17일	4/18월	4/19화
아침	07:44~08:4분	08:00~08:44분	07:18~08:3분	08:20~08:40분	08:30~09:분	07:40~08:30분	07:00~09:17분
점심	12:34~13:30분	12:34~13:20분	12:34~13:18	12:34~분	13:10~분	12:30~13:30분	12:30~13:30분
저녁	19:00~18:30분	17:34~18:분	17:24~18:분	18:40~19:30분	18:00~18:50분	18:32~19:00분	18:30~19:10분
날짜(4주)	4/20	4/21	4/22	4/23	4/24	4/25일	4/26화
아침	07:30~08:30분	07:34~08:10분	07:30~08:분	08:00~08:30분	07:14~08:30분	08:00~08:50분	07:00~08:45분
점심	12:30~13:10분	13:30~13:30분	12:30~13:30분	12:30~13:30분	12:30~13:10분	12:30~12:1분	12:00~13:34분
저녁	18:00~18:40분	17:34~18:1분	17:30~18:34분	18:10~19:00분	18:00~18:16분	18:30~19:00분	18:40~19:30분

있다. 당시 요양원에서 비슷한 질병을 앓았던 다른 분들은 모두 작고했지만, 그는 구사일생으로 생명을 건진 것이다. 물론 그가 씹는 습관만 바꾼 것은 아니다. 면역요법과 식이요법도 꾸준히 실천했다. 그러나 그는 과거와는 완전히 달라진 식사 습관이 암의 완치에 많은 도움이 됐다고 믿고 있다.

식사 습관 카드는 암에 영향을 미칠 수 있는 과학적인 사실임에 틀림이 없다. 식사 습관을 기록하는 것은 사소한 일처럼 보일 수 있다. 하지만 이 사소한 습관이 모이고 모여서 결국 암이라는 치명적인 질병을 극복하게 해준 것이다. 꼭꼭 씹어 먹는 습관 하나만 바꾸어도 분명 건강에 큰 변화가 생긴다.

패스트푸드의 위험성에서
반드시 벗어나기

음식이 건강과 암에 미치는 영향은 한마디로 '크다'. 특히 어떤 음식을 어떻게 먹느냐가 중요한데, 반드시 지켜야 하는 것을 하나만 고르라면 '패스트푸드의 위험성에서 벗어나기'라고 할 수 있다.

패스트푸드가 몸에 좋지 않다는 사실은 누구나 알고 있으며, 패스트 푸드에 대한 경고는 끊임없이 이어져 왔다. 그래서 어떤 부모든 자녀에게 패스트푸드를 먹이는 것을 썩 달가워하지 않는다. 그런데 이러한 인식과는 정반대로 패스트푸드 시장이 매년 성장하는 기괴한 현상이 나타나고 있다. 글로벌 시장조사 전문 업체인 유로모니터에 따르면 국내 햄버거 시장의 규모는 2013년 1조 9000억 원에서 2018년 2조 8000억 원으로 성장했으며, 2021년에는 약 3조 4000억 원, 2023년에는 4조 1582억 원 규모였다. 이러한 수치 변화에는 사람들이 패스트푸드의 위험성은 알지만 쉽게 끊어내지 못하는 현실이 반영되어 있다.

패스트푸드를 먹는 것은 플라스틱을 먹는 것

문제는 패스트푸드가 '건강에 좋지 않은 음식'에 그치지 않고 '면역체계를 왜곡시키는 치명적 음식'이라는 점이다. 독일 본대학교 국제연구팀은 120마리의 생쥐를 대상으로 설탕과 소금, 기름기가 많이 들어간 패스트푸드를 한 달 동안 먹게 했다. 그 결과 생쥐들의 DNA 체계가 변했고, 패스트푸드가 몸에 들어오니 마치 세균이나 바이러스가 침투한 것처럼 '비상사태'로 인식해 강한 염증반응을 일으켰다. 패스트푸드를 끊은 뒤에도 이 같은 비정상적인 면역체계는 한동안 지속됐다.

어떤 전문가들은 패스트푸드를 먹는 것은 술·담배를 하는 것과 크게 다르지 않다고 말한다. 패스트푸드를 먹는 것은 플라스틱을 먹는 것과 같다는 연구 결과도 있다. 프탈레이트, 비스페놀A 등의 내분비계 교란 물질은 플라스틱의 가공에 쓰이는 성분인데, 패스트푸드를 자주 먹으면 이러한 성분의 체내 농도가 높아지면서 암 발병의 위험성도 현저하게 높아진다고 한다. 한 연구에서는 패스트푸드를 자주 먹은 여성의 경우 10~20대에도 유방암에 걸릴 위험성이 크다고 밝혔다.

한의학의 시각에서도 패스트푸드는 건강한 식생활의 3가지 조건인 소식(小食), 조식(粗食), 혼식(混食)을 방해함으로써 건강을 위협하는 최악의 음식이다. 우선, 패스트푸드는 칼로리가 높은 데다 탄산음료와 함께 섭취하면 포만감이 극대화될 때까지 먹게 되는 경향이 있어 소식이 불가능하다. 패스트푸드는 조식도 불가능하게 만든다. 조식이란 '몸에 좋은 거친 음식'을 말한다. 정제된 백미가 아닌 현미처럼, 입에서는 거칠게 느껴지지만 몸에는 좋은 음식이다. 그러나 패스트푸드에는 현미 같은 조식은 사용되지 않고, 부드러운 식감을 위해 정제된 밀가루가 사용된다. 그러니 패스트푸드는 골고루 먹어야 하는 혼식도 방해한다.

다양한 영양소와 미네랄이 풍성한 식단이 건강식의 조건이지만, 패스트푸드는 건강식과는 거리가 멀다. 상추, 양파 등 채소가 들어가니까 다양한 영양소를 포함한 것 같지만, 화학첨가제와 향신료가 듬뿍 들어가기 때문에 몸에 좋은 영양소조차 제 힘을 발휘하지 못한다.

패스트푸드는 근력과 에너지 손실을 초래

서양의학의 관점에서도 동양의학의 관점에서도 패스트푸드는 에너지가 비어 있는 음식인 데다 기존의 에너지마저 갉아먹고 많은 부작용을 만들어내는 음식이다. 특히 활동 에너지이며 체력을 튼튼하게 만들고 생명 활동에 필요한 기운인 정(精)을 소비하게 한다. 《동의보감》은 정에 대해 이렇게 설명한다.

- **정위신본(精爲身本)**: 정은 인체의 근본이다.
- **정위지보(精爲至寶)**: 정은 지극한 보배이다.
- **정의비밀(精宜秘密)**: 정은 마땅히 잘 간직해야 한다.

인체의 근본이자 보배인 정이 줄어들면 수많은 질병에 노출된다. 정은 쌀, 보리, 조, 콩, 기장 등 곡류로 만들어지는데 패스트푸드는 밀가루와 화학첨가제, 자극적인 양념으로 범벅되어 있기에 정을 만들지도 보존하지도 못한다.

영양밀도지수(INQ)를 봐도 그렇다. INQ는 1000kcal를 기준으로 영양이 얼마나 충분히 함유되어 있느냐를 나타내는 수치다. INQ가 1을 넘으면 식사의 질이 비교적 좋다는 의미이며, 1 이하면 섭취한 열량에 비해 식사의 질이 떨어진다는 의미이다. 여러 가지 패스트푸드에 이를 적용해 본 결과 INQ가 1 이하인 제품이 80%에 육박했다.

이 수치는 신중하게 해석할 필요가 있다. '다른 음식보다 영양이 적다'는 의미에서 그치지 않기 때문이다. 인체는 매초 단위로 끊임없이 영양소를 분해하면서 에너지를 얻는다. 그런데 먹어도 영양이 부족해지는 음식이 있다면, 그 음식은 체내 에너지를 갉아먹는 역할을 하는 것이다. 예를 들어, 아침식사를 한 뒤 100이라는 에너지를 썼다면, 점심식사를 통해 다시 100을 보충해야 한다. 그런데 패스트푸드를 먹고 70을 보충했다면 채우지 못한 30만큼 근력이 소실된다. 저녁에도 패스트푸드를 먹는다면 마찬가지의 악순환이 반복된다. 하지만 근력의 소실이나 에너지의 저하는 바로 느껴지지 않는다. 일단 배가 부르기 때문에 마치 에너지가 꽉 채워진 듯한 느낌을 받기 때문이다.

이제는 입에서 당기더라도 패스트푸드는 멀리해야 한다. 맛있는 음식이라기보다 '먹을수록 체내 에너지를 고갈시키는 음식', '건강을 악화시키는 염증, 세균, 바이러스 유발 음식'이라고 생각하는 것이 좋다. 겉보기에 아무리 먹음직스러워도 그 성분이 바뀔 리 없다.

서양식 패스트푸드를 대체할 수 있는 음식들

패스트푸드가 몸에 나쁘다는 사실을 알아도 갑자기 끊기는 힘들다. 아이들의 경우 친구들과 함께 시간을 보내기 위해 패스트푸드점에 가고, 어른들은 바쁜 시간에 끼니를 때우기 위해 패스트푸드를 즐기는 경우가 흔하기 때문이다.

패스트푸드를 끊기가 힘들다면 딱 두 가지 원칙을 기억해둘 필요가 있다. 일주일에 한 번, 정 먹고 싶다면 차라리 만두나 국수를 먹는 것이다.

우선, '일주일에 한 번 섭취'하면 그나마 패스트푸드의 위험성이 약해진다. 지속해서 먹지 않기 때문에 몸에 결정적인 해를 끼치지 않고, 먹고 싶은 욕망도 달래줄 수 있기 때문이다.

그리고 햄버거, 피자를 만두나 국수로 대체하면 서양식 패스트푸드보다는 당뇨병의 위험성이 줄어들고, 심장질환으로 인한 사망 가능성도 낮아진다. 미국 미네소타대 보건대학원 앤드류 오데가(Andrew Odega) 박사 연구팀은 미국심장협회가 펴내는 학술지 《써큘레이션》에서 '국수, 만두와 같은 아시안 패스트푸드는 미국식 패스트푸드와 달리 당뇨병과 심장병의 위험성을 보이지 않았다'고 했다. 또한 호주 가르반 의학연구소 레슬리 캄벨(Leslie Campbell) 박사 팀이 베트남인들을 대상으로 한 연구 결과에 의하면 국수, 만두와 같은 동양식 패스트푸드는 당뇨병 및 심장질환으로 인한 사망에 거의 영향이 없는 것으로 드러났다.

물론 국수나 만두도 만드는 방식에 따라 건강에 해로울 수 있다. 튀긴 만두나 지나치게 매운 쫄면 등은 해가 클 수 있기 때문이다. 그러나 우리 몸에 피해를 덜 입힌다는 점에서 그나마 서양식 패스트푸드보다는 낫다고 할 수 있다. 통곡물이나 단순당 함량이 낮은 곡물로 만든 국수나 만두를 섭취한다면 건강한 식습관을 더욱 효과적으로 만들어갈 수 있다.

간장, 된장, 청국장을
즐겨 먹기

우리나라의 대표적인 발효식품인 된장, 간장, 청국장은 항암 효과가 탁월하다. 콩이 몸에 좋다는 건 수많은 연구를 통해 밝혀졌으며, 콩의 효능을 증폭시키는 발효법은 우리 선조들의 지혜가 담긴 유산이다. 이러한 사실은 《동의보감》에도 기록되어 있는 만큼 암 예방과 치료 과정에서 이 세 가지 식품은 즐겨 먹어야 한다.

항암 약물에 가까운 콩 발효식품

콩은 단백질이 풍부해 영양학적으로는 육류에 가까운 식품이지만, 육류의 문제점은 가지고 있지 않다. 그래서 육류를 대체할 수 있는 최적의 단백질 식품으로 꼽히며, 동시에 '완전식품'이라고 불린다. 특히 쌀이 주식인 우리 식단에는 영양학적으로 조화로운 식품이다.

콩은 약 5000년 전부터 한반도와 만주 남부지역에서 대량으로 생겨난 것으로 확인되고 있다. 1920년대 미국에서 세계 식량의 종자 확보를 위해 세계의 야생 작물을 채취한 적이 있다. 이때 세계에 존재하는 야생 콩 종자의 절반이 넘는 3400여 종이 한반도에서 채취되었다. 원산지가 아니고서는 이렇게 많은 콩 종자가 한 나라에서 발견될 리 없다. 게다가 수많은 연구를 통해 콩의 다양한 약성이 밝혀지면서 세상에서 가장 건강한 식품의 하나로 인정받고 있다.

우리 선조는 아주 오래전부터 콩을 발효시켜 만든 된장을 음식과 약으로 활용해왔다. 《동의보감》에는 '된장은 생선과 고기의 독을 지우고, 열상과 화독을 다스리며, 모든 약독을 제거한다'라고 기록되어 있으며, 《본초강목》에는 된장을 이용한 무려 43개의 처방이 등재되어 있다. 또한 된장은 염증을 줄여서 면역력을 강화하고, 그 결과 심혈관계 질환을 예방하거나 위험성을 줄여주는 것으로 알려져 있다.

된장은 암세포 억제 효과도 탁월한데, 2006년 부산대 연구팀은 된장을 효과적으로 섭취하면 위암 세포(80%), 간암 세포(77%), 대장암 세포(86%)

의 증식이 억제된다고 발표했다. 고지방식을 먹은 동물에게 된장을 먹이자 체중이 줄어드는 효과까지 검증되었다.

된장은 오래 묵힐수록 항암 효과가 늘어난다. 2년 묵힌 된장은 3개월 묵힌 된장에 비해 무려 3배가 넘게 암세포의 확산을 막아냈을 정도다. 다만 세월에 비례해서 항암 작용이 계속 늘어나는 것은 아니다. 대체로 5년 정도 묵힌 된장의 항암 효과가 가장 좋으며, 된장찌개에 식이섬유가 풍부한 당근·호박·버섯 등을 넣으면 그 효과가 더 높아지는 것으로 나타났다. 따라서 암 예방을 위해 된장은 반드시 먹어야 한다. 미국의 국립암연구소와 일본의 암학회에서는 탁월한 암 예방의 한 방법으로 콩과 녹색 채소의 매일 섭취를 권하고 있으며, 우리나라의 암 예방 수칙에는 매일 된장국을 먹으라는 항목이 있다.

콩과 천일염이 만나면 항암 효과가 극대화

콩으로 만든 메주를 소금물에 발효시켜 만드는 간장 역시 항암 효과가 뛰어나다. 간장은 음식의 간을 맞추는 용도로 주로 쓰이는 덕분에 거의 매끼 먹는 셈이다.

《동의보감》에는 간장이 위장병, 변비, 어혈을 치료한다고 소개되어 있다. 여기서 주목해야 할 것은 '어혈 치료' 효과이다. 암의 근본적인 원인 중 하나가 어혈이라는 점을 상기하면, 어혈 치료 효과가 있는 간장은 항암 효과도 있다고 볼 수 있다.

일본에서 실시한 한 실험에서 간장을 쥐에게 투여한 결과 위암 발생률이 60%나 감소했으며, 미국 위스콘신대 연구팀들은 간장을 섭취한 쥐들이 그렇지 않은 쥐들보다 발암률이 낮다고 보고했다. **2020년 한국 식품연구원 양혜정 박사팀이 연구한 바에 따르면 3~10년 묵힌 간장이 높은 암세포 증식 억제율을 보였으며, 10년간 숙성한 간장은 항암 활성이 최고치였다. 또 7년 정도 숙성한 간장은 NK세포(자연살해세포)를 가장 많이 활성화해 암의 발생, 증식, 전이, 재발을 막는 데 매우 효과적인 것으로 나타났다.** 참고로, 이 연구에 사용된 간장은 전통 간장 제조업체에서 숙성시킨 제품이다.

된장과 간장을 만들 때 천일염을 넣으면 그 효과가 더욱 증대된다. 2021년 차의과학대 식품생명공학과 연구팀은 각각 천일염과 정제염을 넣어서 만든 간장을 실험쥐에게 투입했다. 이 쥐들은 연구를 위해 대장암이 유발된 상태였다. 실험 결과, 정제염으로 만든 간장을 주입한 그룹보다 천일염으로 만든 간장을 주입한 그룹에서 훨씬 탁월한 암 억제 효과가 확인되었다. 18% 정도 대장암 생성이 억제된 것이다. 당시 연구팀은 천일염에 들어 있는 마그네슘 등 미네랄 성분이 장에서 발효 미생물의 활발한 성장에 긍정적인 영향을 미친 것으로 보았으며, 그 결과 항암·항염증·항비만 효과가 있는 기능성 물질인 사포닌, 제니스테인, 다이드제인 등이 늘어난 것으로 밝혀졌다.

청국장, 발효 시간은 짧지만 항암 효과는 탁월

청국장도 콩을 발효해서 만든 훌륭한 식품이다. 그런데 같은 콩으로 만드는데 어떻게 청국장이 되고 또 된장이 되는 걸까? 이 둘의 차이점은 발효 시간이다. 된장은 2~3차례 발효하기에 시간이 다소 걸리며, 완성까지는 몇 개월 혹은 몇 년이 걸리기도 한다. 하지만 청국장은 2~3일이라는 짧은 기간만 발효시키면 된다. 발효 시간이 짧다고 해서 약성이 떨어지는 건 아니다. 발효 과정에서 생긴 제니스테인이 암세포의 성장과 세포분열에 관여하는 유전자의 발현을 억제하는 데 도움을 주기 때문이다. 또 전립선암, 대장암 등에도 효과가 있어 대표적인 항암식품으로 손꼽힌다. 한마디로 **된장은 오랜 시간 발효시킨 항암식품이고, 청국장은 오랜 시간을 기다리지 않고도 건강을 챙길 수 있는 항암식품이다.**

청국장은 일본의 낫또와 비슷한데, 낫또보다 뛰어난 효과를 발휘한다. 2017년 한국식품커뮤니케이션포럼(KOFRUM)에서는 한·중·일의 발효식품인 청국장, 물두시, 낫또의 암 예방 가능성과 암세포 억제 효과를 분석한 결과를 발표했다. 위암 세포에 각각 청국장과 낫또 추출물을 주입하자, 청국장에 의한 암세포 억제 효과는 77%에 이르렀지만 낫또는 11%에 불과했다. 결장암 세포의 억제율은 청국장이 76%, 낫또 추출물이 15% 정도였다.

살아 있는 균의 차원에서 보면 청국장은 된장보다 더 뛰어난 식품이다. 1g의 청국장에는 무려 10억 마리 이상의 유익균이 있는데, 이렇게 유익균이 많은 식품은 찾아보기 쉽지 않다.

차로 마시는 된장과 간장

우리의 전통식품인 된장, 간장, 청국장이 탁월한 항암식품이라는 사실은 부인할 수 없다. 이 식품들은 우리가 늘 음식으로 섭취할 수 있지만, 일상에서 조금 더 편하고 효과적으로 섭취하는 방법이 있다. 바로 '된장 차와 간장 차'이다. 아침 공복에 된장이나 간장을 미지근한 물에 타서 마시면 속이 든든하고 다이어트에도 도움이 된다. 또한 끓이지 않기 때문에 영양소의 파괴가 거의 없고 효소를 살아 있는 상태로 섭취한다는 장점이 있다. 게다가 유익균이 장까지 살아서 가기에 장내 미생물 생태계에 큰 도움을 주며, 장 건강을 좋게 해 체지방 감소에도 상당한 도움이 된다.

된장 차와 간장 차의 레시피는 따로 필요 없을 정도로 간단하다. 잘 숙성된 전통 된장과 간장을 너무 짜지 않을 정도로 자신의 입맛에 맞게 물에 타서 마시면 된다.

콩 단백질 이소플라본이 암을 키운다는 것은 오해

콩 식품이 몸에 이로운 것은 사실이지만 과잉 섭취하면 콩 단백질인 이소플라본이 호르몬 교란을 일으킬 수 있으며, 특정 상황에서는 암세포를 더 키울 수 있다는 연구 결과가 있다. 갑자기 혼란스러울 텐데, 우선 결론부터 말하면 '크게 걱정할 필요는 없다'.

일부 연구 결과에서는 하루에 60g 이상의 콩을 섭취한 여성 중에 월경주기가 불규칙해지는 등 생식작용에 장애가 생긴 사례가 있었다. 또 암이 될 수 있는 종양이 있는 실험쥐에게 이소플라본을 투여하고 11주 정도 관찰하자 종양이 성장한 것으로 나타났다. 이후 이소플라본의 투여를 중지하고 정상적인 음식을 먹이자 종양이 줄어들었다. 이로써 콩 단백질 이소플라본이 종양을 성장시킨다는 논리가 성립했던 것이다. 그러나 2010년경에 100여 건의 연구 결과를 재검토한 결과, 콩이 암세포 성장에 유의미하게 관여하지 않는다는 사실이 밝혀졌다. 이는 콩 단백질 이소플라본이 체내에서 어떤 작용을 하느냐의 문제인데, 이소플라본의 작용은 인체의 상태에 따라서 다르다. 그런 점에서 의학계에서는 '일반적으로 건강하다고 여겨지는 사람에게서 콩이 암을 유발할 가능성은 매우 적다'는 쪽으로 결론이 모아지고 있다.

하지만 아무리 좋은 음식도 과잉 섭취하면 몸에 해로운 것은 사실이다. 그런 점에서 콩은 설탕이나 카페인처럼 섭취해야 한다는 권고도 있다. 미국 노스캐롤라이나주립대 헤더 파티설(Heather Patisaul) 생물학과 교수는 "건강한 성인에게 콩은 마치 설탕이나 카페인과 같다. 모자라지도 지나치지도 않게 적당히 섭취하는 것이 가장 좋다"고 말했다. 설탕도 인체에 필요한 물질이고 카페인도 인체에 유용한 작용을 하는 만큼, 콩도 같은 선상에서 보아야 한다는 것이다.

현미식으로
항산화 성분 섭취하기

암 환자가 가장 우선적으로 신경 쓰는 것이 음식이다. 평소 자주 먹어온 음식이 암을 만들었다고 생각하기 때문이다. 실제로 음식이 암 발병에 영향을 미치기에 이러한 생각은 충분히 합리적이다.

'암 치료에 좋은 음식'은 셀 수도 없이 많다. 우리가 먹는 자연식품은 다 건강에 유익하고 암을 치료하는 데 도움이 되기 때문이다. 따라서 무엇 하나를 콕 짚어서 말하기는 어렵지만, 그럼에도 암 환자들이 가장 먼저 챙겨 먹어야 할 음식으로 단연 현미를 꼽을 수 있다. 현미밥과 된장국만 꾸준히 먹어도 몸의 질병 대부분은 치료할 수 있다고 주장하는 학자가 있을 정도로 현미는 필수 건강식품이다.

현미에 관한 몇 가지 우려

현미를 '잡곡'이라고 생각하는 사람들이 있다. 그래서 현미를 보리, 귀리, 호밀, 수수 등과 같은 선상에서 생각하는데, 현미는 이들 잡곡과는 구분되는 특징이 있다.

우선, 현미는 백미로 가공되기 전의 순수한 쌀이다. 농부들이 추수를 마치고 수확한 벼를 1차로 도정하면 왕겨가 벗겨지는데, 이때 나오는 누르스름한 알맹이가 현미이다. 그리고 이 상태에서 다시 10회 이상 도정하면 쌀겨와 씨눈이 완전히 제거되면서 하얀 백미가 된다. 백미는 물에 담가 불려서 밥을 지으면 식감과 맛이 좋다.

같은 쌀인데 왜 현미는 건강에 좋다고 하고, 백미는 주의해서 먹으라고 하는 걸까? 그 이유는 도정 과정에서 건강에 유익한 영양소가 상당수 소실되기 때문이다. 이는 백미와 현미를 각각 쌀에 불려보면 알 수 있다. 백미는 물에 불리면 그저 물에 불린 상태가 되지만, 현미는 물에 불리면 싹을 틔운다. 이는 현미가 '생명을 품은 완전식품'이라는 증거다.

현미에는 일반현미와 찰현미 두 종류가 있다. 찰현미는 성질이 따뜻해서 몸이 냉하고 소화력이 약한 사람이 먹으면 좋다. 일반현미는 성질이 평이하므로 체질을 가리지 않고 먹을 수 있다. 반면 더위를 많이 타고 찬 음료를 좋아하고 소변 색이 진하고 대변이 단단한, 열이 많은 체질이라면 찰현미가 체질적으로 맞지 않을 수 있다. 이런 사람은 찰현미와 일반현미를 반반씩 섞어서 밥을 지으면 큰 무리 없이 섭취할 수 있다.

아무리 현미가 몸에 좋아도 토양 오염에서 자유로울 수 없지 않느냐는 의문이 생길 수 있다. 물론 오염 안 된 땅에서 유기농으로 키워서 먹는다면 안심이 되겠지만, 사실 토양 오염으로 인한 불순물 잔존 문제는 현실적으로 그다지 걱정할 필요가 없다. 한의원에서 쓰는 약재들 역시 중금속, 농약 등의 불순물에 대해 우려를 제기하는 사람들이 있지만, 약재를 볶고 찌고 말리는 '수치(修治)' 과정을 거친 뒤에 끓이면 거의 대부분의 불순물이 제거되기 때문이다. 현미도 마찬가지다. 현미를 물로 씻고 헹구고 열을 가해 익히는 과정을 거치면 농약이나 중금속의 위험에서 어느 정도 자유로워진다.

풍부한 항산화 성분이 암세포의 발생을 예방

현미가 암 환자에게 좋은 이유는 3대 영양소와 식이섬유가 풍부하게 들어 있기 때문이다. 현미 100g에는 탄수화물 71.8g, 단백질 7.4g, 지방 3g이 들어 있다. 지방은 백미보다 100g당 4배 이상 많고, 총지방의 60%가 불포화지방산으로 구성되어 있어 고혈압, 고지혈증, 고혈당의 관리에 도움이 된다. 그리고 비타민B1, 비타민B2, 비타민B3와 비타민B9(엽산) 등 비타민B군이 풍부해서 몸속으로 들어온 탄수화물과 단백질, 지방의 에너지 전환율을 높인다. 그리고 현미에는 식이섬유가 100g당 3.3g으로 풍부하게 들어 있어서 장 기능 개선 및 대장암 예방에도 좋다. 칼슘, 아연, 마그네슘 등의 미네랄도 풍부해서 면역력 개선에 도움을 준다.

현미의 효능은 여기에서 끝나지 않는다. 토코페롤과 피틴산은 항산화 기능이 있어서 활성산소가 독소로 작용해 암세포를 유발하는 것을 막아준다. 실제로 수많은 암학회에서 '현미의 암 치유 효과는 풍부한 항산화 성분에서 나온다'고 발표하고 있다. 특히 피틴산은 암세포의 분화를 억제하고 체내 중금속을 배출하는 데 효과적임이 밝혀졌다. 현미의 피틴산 함량은 100g당 2.4g으로 백미에 비해 60배 이상 많다. 암 환자라면 먹지 않을 수 없는 음식이 바로 현미밥인 것이다.

다만 현미는 식이섬유가 많아서 식감이 거칠고 소화가 잘되지 않는다는 단점이 있다. 소화력이 약한 사람은 현미를 충분히 물에 불린 뒤 압력솥에 조리하고, 천천히 꼭꼭 씹어 먹으면 현미 특유의 고소한 맛이 느껴지면서 백미밥보다 더 맛있게 먹을 수 있다.

현미의 약성을 높이려면 현미를 밤새 물에 담갔다가 아침에 그 물을 버리고 새로운 물로 밥을 짓되, 지장수를 밥물로 사용하면 해독력이 강화된다. 지장수란 황토를 물에 푼 후 황토가 가라앉고 위에 뜬 맑은 물을 말한다. 지장수는《본초강목》에서 '독버섯을 먹은 몸을 치료하는 유일한 물'이라고 평가했을 정도로 해독력이 뛰어나다.

암을 예방하거나 이기기 위해서도 현미식은 필수다. 딱 한 달만 현미식을 해도 몸의 위대한 치유력이 되살아나면서 더 건강해질 수 있다.

통곡물 섭취로
암을 예방하고 치료하기

동양과 서양은 의학, 철학, 예술, 건축 등 여러 가지 면에서 다르다. 음식도 동양과 서양이 다르다. 하지만 언제부터인가 공통점이 생겼는데, 동양과 서양의 주식인 쌀과 밀이 인체에 영양분과 에너지를 공급하기는커녕 각종 질병을 일으키는 주된 원인이 된 것이다.

미국에서는 건강과 음식의 관련성을 연구하기 위해 미국의 에드워드 케네디 상원의원과 조지 맥거번 상원의원을 공동위원장으로 한 '국민 영양 및 의료 문제 특별위원회'를 설치했다. 이 위원회는 음식 및 의료 문제를 대규모로 연구한 결과를 발표하면서 "흰 밀가루를 주식으로 하는 미국과 유럽은 통밀식으로 돌아가지 않으면 멸망한다. 흰 쌀밥, 즉 백미가 주식인 볍씨 문화권 아시아는 통곡물인 현미식으로 돌아가지 않으면 멸망한다"고 경고를 했다. 또한 통곡물을 먹어야 하는 이유로 "비타민, 미네랄 등 미량영양소와 섬유질을 깎아버린 흰 밀가루와 백미는 영양 불균형으로 다양한 질병을 발생시킨다"고 해 큰 파장을 일으켰다. 이후로 미국의 음식 문화가 크게 변화하기 시작하였다.

통곡물은 미네랄, 비타민 등 영양소가 풍부

미국 식품의약국(FDA)에서도 "약 30g씩 하루에 세 번 통곡물을 먹거나 전체 곡물 섭취량의 절반을 통곡물로 바꾸면 심장병, 당뇨병 예방에 도움이 된다"며 통곡물 섭취를 적극 권장하고 있다. 통곡물에는 마그네슘, 크롬, 식이섬유 등이 풍부하게 들어 있어 심장병과 당뇨병의 예방에 도움을 주기 때문이다. 게다가 통곡물의 탄수화물은 혈당을 서서히 올리는 복합탄수화물이라 식후 혈당에 대한 걱정을 덜 수 있다.

미국 농무부(USDA)는 "완전히 도정하지 않고 겉껍질만 벗긴 통곡물이 다소 식감은 거칠지만 단백질과 각종 미네랄, 비타민 등 다양한 영양소를 함유하고 있어 만성질환을 예방하고 치료하는 데 도움이 될 것"이라고 밝혔다. 통곡물 섭취 방법으로는 매일 먹는 빵이나 파스타의 경우 100% 통밀을 활용할 것, 전체 곡물의 절반은 통곡물로 섭취할 것, 소금이나 버터 등은 사용하지 않거나 적게 넣고, 과자도 100% 통밀과 호밀로 만들어 먹을 것을 권장했다.

통곡물 섭취는 암과 만성질환을 예방·치료

통곡물을 섭취하면 암의 예방과 치료에도 도움이 되는 것으로 나타났다. 통곡물에는 폴리페놀 등 항산화 성분과 식이섬유가 풍부하기 때문이다. 흰 쌀밥, 흰 밀가루, 흰 빵 등 정제된 곡물로 만든 음식을 즐겨 먹으면 대장암, 췌장암, 위암의 위험성이 증가하지만, 통곡물은 비만과 변비뿐 아니라 고혈압, 당뇨병, 동맥경화, 심장병, 뇌졸중 등 혈관 질환의 예방에도 유익하다는 연구 결과가 있다.

미국에서 9만 명의 여성을 대상으로 조사한 결과, 식이섬유를 하루 25g 이상 먹는 사람은 9g 이하로 먹는 사람에 비해 심장병 발병 위험성이 40%나 낮은 것으로 밝혀졌다. 여성 3만 4000명을 대상으로 9년간 실시한 미국 아이오와주 연구에서도 통곡물이 심장병 예방을 돕는다는 사실이 확인됐다. 통곡물을 하루 한 끼 이상 먹는 여성은 가끔 먹거나 전혀 먹지 않는 여성에 비해 심장병 사망률이 14~19%나 낮았다.

영국 아바딘대의 프랑크 티스 박사는 《미국임상영양저널(AJCN)》에서 모든 식사를 통곡물로 하지 않아도 매일 식사의 반 정도만 통곡물 식품을 먹으면 혈압이 내려가고 심장발작이나 뇌졸중 위험성을 줄일 수 있다고 발표했다. 통곡물을 하루 2.7끼 이상 먹는 사람은 이보다 덜 먹는 사람에 비해 뇌졸중 발병 위험성이 50% 감소한다는 간호사 대상 연구 결과도 있고, 통곡물을 즐겨 먹으면 2형 당뇨병 발병 위험성을 낮출 수 있다는 연구 결과도 나왔다.

더 늦기 전에 해야 할 일, 음식 개혁

어느 날부터 우리 식탁에 흰 쌀밥과 각종 밀가루 빵이 놓이고, 모든 음식에 설탕을 과도하게 넣어서 결국 단맛에 중독되고 건강을 심각하게 위협받는 일이 비일비재해졌다. 미국은 오래전부터 '음식 개혁'을 선포하여 많은 성과를 내고 있다. 우리나라도 국민 건강을 위해 음식 개혁이 필요하다. 흰 쌀밥을 통곡물 잡곡밥이나 현미밥으로 바꾸고, 흰 밀가루 빵은 통곡물 잡곡빵으로 바꾸거나 통밀빵으로 바꾸고, 설탕 사용량도 엄격하게 규제해야 한다. 그렇지 않고 지금처럼 먹으면 우리나라는 고혈압, 당뇨병, 고지혈증, 치매, 암 등의 환자가 세계에서 가장 많은 나라가 될 것이 분명하다.

커피는 몸의 변화를
살피며 조절하기

한국인이 가장 좋아하는 기호식품 중의 하나가 커피이다. 암 환자 중에도 커피를 좋아하는 사람들이 많다 보니 음식 관련 질문 중에서 커피를 마셔도 되는지에 관한 질문이 많다. 일상적으로 마셔오던 음료라 암투병 중에도 쉽게 끊지 못하겠다고 말한다.

커피에 대해서는 지금도 논란이 많은 것이 사실이다. 커피에는 건강에 유익한 점도 있지만, 분명 해로운 점도 있기 때문이다. 따라서 단편적으로 커피를 좋다거나 나쁘다고 평가하기는 힘들지만 여러 면에서 고려하면 암 환자는 커피를 끊는 것이 낫다.

사람마다 다르게 발현되는 커피의 유익함

커피에 대한 많은 연구가 있지만, 몸에 유익하다는 연구 결과와 그렇지 않다는 연구 결과가 팽팽하게 맞서고 있다.

우선, 커피가 몸에 유익하다는 연구 결과에 대해 살펴보자. 미국 존스홉킨스대 연구팀은 하루에 4잔 이상 커피를 마시는 사람은 그렇지 않은 사람보다 당뇨병에 걸릴 위험성이 33% 낮다고 발표했다. 커피 속 마그네슘과 항산화물질인 클로로겐산이 체내 포도당 축적을 막고 혈당 조절 기능의 개선에 도움이 되기 때문이다. 다른 연구 사례에서는 커피에 함유된 카페인이 탈모나 대머리를 유발하는 DHT호르몬의 분비를 차단하는 것으로 조사되었다. 머리숱이 부족한 사람에게는 희소식이다. 커피는 염증과 파킨슨병, 치매 등의 질병을 예방하는 효과가 있다는 연구 결과도 있다. 하버드대 연구팀의 발표에 의하면, 파킨슨병 환자가 하루 두 잔의 커피를 마시고 증상이 호전되는 효과를 확인했다고 한다.

간 질환과 관련해서는 영국 사우샘프턴대 연구팀이 커피를 하루 세 잔 마시면 간경화 발병 위험성이 50% 이상 줄어든다고 발표했으며, 스웨덴의 한 연구소에서는 커피가 뇌졸중의 위험성을 낮춘다는 연구 결과를 발표했다. 런던대 연구팀의 결과를 보면, 커피를 마시면 폴리페놀 성분인 클로로겐산의 작용으로 대사증후군 발생률이 25% 감소하고, 커피를 마시지 않는 사람에 비해 체질량지수가 낮아진다. 이는 비만 예방에도 커피가 도움이 된다는 의미이다. 또 클로로겐산은 암세포의 성장을 억제해 항암 효과도 있는 것으로 알려져 있다.

커피의 해로움을 밝힌 연구 결과도 있다. 커피를 하루 두 잔 이상 마시면 카페인이 체내 칼슘 흡수를 방해해 뼈 건강에 악영향을 주고, 카페인을 과잉 섭취할 경우 수면장애, 가슴 두근거림, 탈수, 혈압 증가 등의 부작용을 겪을 수 있다. 또 위산 분비를 촉진해 식도염이나 위염이 생기고, 과도한 이뇨 작용으로 방광염 발병률을 높인다는 연구 결과도 있다.

그렇다면 한의학에서는 커피를 어떻게 생각할까? 개인의 체질을 감안해서 봐야 커피의 유익함과 해로움이 좀 더 명확하게 보인다는 입장이다. 같은 음식도 먹는 사람의 체질에 따라 다르게 받아들여지기 때문이다.

커피는 기본적으로 성질이 차면서 습기를 제거하는 기능이 있다. 따라서 태음인과 같이 몸이 잘 붓고 살이 쉽게 찌는 체질은 커피가 유익하다고 할 수 있다. 우리나라 국민의 50% 정도가 태음인이니 '커피가 몸에 좋다'고 여기는 사람들이 많을 것이다.

하지만 습기를 제거하는 성질은 진액이 부족하고 성격이 급한 약 30%의 소양인에게는 맞지 않을 수 있다. 그리고 국민의 10%에 해당하는, 몸이 냉하고 소화력이 약한 소음인에게 커피의 찬 성질은 더 몸에 해로울 수 있다. 따라서 소양인, 소음인은 커피를 마신 후 몸에 나타나는 반응을 확인하고 그에 맞게 커피 섭취를 조절해야 한다. 체질에 상관없이 커피가 너무 좋아 커피를 끊을 수 없다면 반드시 커피 원액의 3배에 달하는 물을 보충해서 마시는 것이 좋다.

암 환자가 주의해야 할 커피의 특성들

암 환자는 커피의 성질이 차다는 점에 주목해야 한다. 암세포는 열에 약하고 찬 기운을 좋아한다는 점에서 커피는 암에 좋지 않은 음료이다. 대부분 암 환자들은 교감신경이 항진되어 있다. 그 이유는 스트레스로 암이 왔을 수도 있고, 또 암 자체가 엄청난 스트레스이기에 늘 긴장하고 있기 때문이다. 이렇게 긴장되고 경직된 상태에서 커피를 마시면 카페인으로 인해 혈당이 올라가고 혈관은 수축하고 소화 기능은 떨어진다. 그 결과 혈액 순환이 나빠져 심부체온이 떨어지고 세포에 산소와 영양분 공급이 잘되지 않는다. 결과적으로 암 치료에 방해가 될 수 있다.

커피의 또 다른 문제점은 당독소다. 커피콩은 50%의 탄수화물, 15%의 지방, 10%의 단백질로 구성되어 있다. 카페인은 원두의 종류에 따라 1~4.5% 정도 들어 있으며, 원두를 볶고 커피를 추출하는 과정에서도 그대로 보존되는 특성이 있다.

여기서 우리가 신경 써야 할 것은 커피콩을 볶는 과정에서 당독소가 많이 생긴다는 점이다. 탄수화물과 단백질로 구성된 커피콩에 열을 가하면 당독소, 즉 최종당화산물이 발생하고, 이 당독소로 인해 혈관 건강을 망치고 염증이 유발되기 때문이다. 이는 활성산소가 증가하기 때문인데, 활성산소는 암세포의 증가와 밀접한 관련이 있다. 또 커피에는 15%의 지방이 들어 있어 커피를 많이 마시면 콜레스테롤 증가로 이어질 수 있다. 결론적으로 암 환자라면 커피를 마시지 않는 것이 좋고, 정 끊지 못하겠다면 하루 1잔 정도 마시되 소화장애, 심장 두근거림, 두통 등의 증상이 있다면 마시지 않기를 권한다.

커피를 마실 때는 시간대도 중요하다. 이를 이해하려면 커피와 코티솔 호르몬의 관계를 알아야 한다. 아침에 눈을 뜨면 양기가 돌면서 몸 안에서는 코티솔 호르몬이 분비된다. 코티솔 호르몬은 흔히 스트레스 호르몬으로 알려져 있지만 그것은 과잉 상태일 때이고, 적절하게 분비되면 잠들어 있던 신체를 깨우고 각성하는 순기능이 있다. 그런 점에서 코티솔 수치는 기상 후 2시간 즈음에 최고조가 된다. 이때 커피를 마시면 코티솔과 카페인의 기능이 중복되면서 교감신경이 과도하게 항진될 수 있다. 이제까지 식전 모닝커피를 즐겼던 사람이라면 기상 후 3시간 또는 아침식사 후에 커피를 마시는 것으로 습관을 바꾸기 바란다.

모닝커피가 위험한 또 하나의 이유는 밤새 수분이 발산되어 아침이면 혈액이 끈적해진 상태에서 이뇨 작용을 하는 커피를 마시면 혈관 질환으로 직결될 수 있기 때문이다. 그 영향으로 다른 만성질환도 유발될 수 있으니 주의해야 한다.

보이차를 마셔
활성산소를 제거하고 염증을 억제하기

암이 생기는 원인을 단순하게 정의하면 '체내 독소와 노폐물이 제때 배출되지 않았기 때문'이라고 할 수 있다. 너무 많은 독소와 노폐물이 몸속으로 들어왔는데 제때 배출되지 않으니 체내에 쌓이고, 이것이 염증을 일으키고 결국 암세포로 이어진 것이다. 그렇다면 암을 예방하거나 치유하는 방법도 본질적으로 매우 간단하다. 바로 체내 독소와 노폐물을 빠르고 확실하게 배출하는 것이다. 그러려면 반드시 몸에 좋은 음식을 먹고, 적절한 운동을 하고, 숙면을 취해야 한다. 이러한 생활습관은 독소와 노폐물의 배출에 탁월한 효과를 발휘한다.

또 다른 독소와 노폐물의 배출법은 차(茶)를 마시는 것이다. 특히 '약차'의 효능은 탕약을 마시거나 약물을 주입하는 것과 비슷할 정도로 강력하다. 그중에서도 1000년의 역사를 가지고 있는 보이차는 만성질환, 비만은 물론 암에도 좋은 효과를 발휘한다.

항산화, 항암 효과가 탁월

보이차의 효능은 아주 오래전부터 확인되었다. 중국 의학 서적인 《본초강목습유(本草綱目拾遺)》에는 이렇게 기록되어 있다.

'보이차는 소화에 도움을 주며, 독을 풀어주고 장을 이롭게 한다.'

이러한 효능 때문에 보이차는 청나라 시대부터 예물로 주고받을 정도로 대접을 받았다. 특히 '독을 풀어주고 장을 이롭게 한다'는 점에서 면역력에도 상당한 도움을 준다. 현대에 이르러서 보이차에 관한 많은 연구가 이루어졌는데, 과거의 문헌에 기록된 것처럼 체내 독소와 노폐물의 배출에 탁월한 효과가 있다는 사실이 입증되었다.

특히 카테킨과 테아닌 성분으로 이루어진 폴리페놀은 '항산화의 여왕'으로 불릴 정도로 체내 활성산소 제거에 효과적이다. 세포를 공격하는 활성산소를 제거해 염증을 효과적으로 막아주기 때문이다.

폴리페놀은 식물이 자외선과 활성산소, 포식자 등으로부터 스스로를 보호하기 위해 만들어낸 물질로, 인체에 들어오면 세포를 보호하고 유해물질을 제거하는 역할을 한다. 폴리페놀 중에서도 보이차에 다량 함유된 카테킨은 항산화력이 비타민C의 100배, 비타민E의 200배나 된다.

보이차는 항암 효과도 뛰어나다. 중국 운남성에 있는 곤명천연약물연구소에서 많은 차의 항암 효과를 연구했는데, 보이차가 암세포를 죽이는 효능이 탁월하다는 사실을 밝혀냈다. 암 환자들에게 장기적으로 보이차를 마시게 했더니 원래 다변형이었던 암세포가 축소되어 원형으로 바뀌고, 그 활동력이 현저하게 줄어들다가 결국 크기가 축소되거나 부서져 없어졌다고 한다.

보이차는 비만과 콜레스테롤의 제거에도 탁월하다. 보이차에 함유된 '갈산'이라는 성분은 체내에 지방이 쌓이는 것을 억제하고, 이미 쌓인 체지방도 용이하게 배출하도록 도와준다. 콜레스테롤은 몸에 꼭 필요한 성분이지만 과도하게 쌓이면 동맥경화를 유발하고 혈관을 좁혀서 결국 심장에 무리를 준다. 심장병과 뇌졸중은 넘치는 콜레스테롤 때문에 생기는데, 보이차를 꾸준히 마시면 콜레스테롤이 원활하게 배출되어 심장병과 뇌졸중이 예방된다.

성질이 따뜻해 면역력 유지에 도움

보이차는 한때 발암 가능성이 제기된 적이 있었다. 지금도 그렇게 알고 있는 사람들이 있지만, 보이차에 발암물질이 들어 있는 것이 아니고 잘못된 보관과 유통에 의해 곰팡이균이 생기고 이를 장기간 복용하면 암 유발 가능성이 있다고 한다. 하지만 국내에 정식 수입되는 보이차에 대해서는 크게 걱정할 필요가 없다. 수입 과정에서 농약잔류검사, 중금속 검사 등 무려 50여 가지 검사를 거치기 때문에 문제 있는 보이차가 유통될 위험성은 적다.

몸에 좋다는 이유로 녹차를 마시는 사람들이 많은데, 녹차에는 몸에 이로운 성분이 많지만 성질이 차서 위장에 부담을 줄 수 있다. 체온이 높아야 면역력이 유지된다는 점에서 녹차는 다소 한계가 있다고 할 수 있다. 반면 보이차는 성질이 따뜻해 체온에 영향을 미치지 않는다. 차게 마셔도 부담이 없고, 속을 편안하게 만들어준다.

보이차를 마실 때는 끓인 물 1리터에 2~3g 정도의 소량을 넣고 빠르게 우려내는 방법을 추천한다. 하루에 여러 번 마셔도 상관은 없지만, 1리터 이상 마시는 것은 권장하지 않는다. 다만 일부 성분이 철분 흡수를 방해하기에 임산부는 마시지 않는 것이 좋다.

강력한 항산화 작용으로
암세포의 전환·전이를 막는 규소

우리가 호흡으로 산소를 들이마시는 순간 활성산소가 동시에 생긴다. 적절한 활성산소는 체내 세균과 바이러스를 공격하고 암세포를 파괴하는 기능을 한다. 병원에서 실시하는 항암치료도 활성산소의 이러한 기능을 이용하는 것이다. 비타민C 수액 주사도 활성산소를 유발함으로써 암세포를 사멸시키는 목적으로 쓴다.

문제는 우리 몸이 처리할 수 있는 한계 이상으로 활성산소가 과잉 공급되었을 때, 그리고 우리 몸의 항산화 기능이 떨어졌을 때이다. '항산화'란 활성산소가 몸의 주요 부분을 공격하기 전에 이를 다시 안정적인 상태로 만들어주는 것을 말한다. 따라서 항산화 기능이 떨어지면 당연히 활성산소의 공격력이 강해진다. 참고로 활성산소가 과잉 공급되는 이유는 칠정, 노권, 식적, 방로 등의 원인 때문이며, 체내 항산화 기능이 떨어지는 이유는 음식 및 식습관과 관련이 있다.

영양물질 중에서 항산화 작용이 강력한 것은 규소다. 규소를 많이 섭취하면 활성산소를 억제할 수 있다. 항산화 작용을 하는 물질은 다양하지만 유독 규소에 주목하는 이유는 무엇일까? 이를 알기 위해서는 미토콘드리아에 주목해야 한다.

미토콘드리아는 포도당과 같은 영양분과 산소를 이용해 세포가 쓸 수 있는 에너지(ATP)를 만드는 세포 내 소기관이다. 인간의 세포는 약 60조

개이며, 하나의 세포에 100개에서 수천 개의 미토콘드리아가 있다. 미토콘드리아의 기능이 떨어지면 활성산소가 대량으로 발생한다. 미토콘드리아가 산소를 사용해서 에너지를 만드는데, 이 과정에서 활성산소가 생기기 때문이다. 활성산소로 인해 세포 속 미토콘드리아 유전자가 손상되면 암세포가 될 가능성이 높아진다.

미토콘드리아 유전자는 개인 고유의 유전자보다 발암성이 있는 특정 화학물질과 결합하기 쉽다고 알려져 있다. 미토콘드리아에는 세포 증식 억제 유전자가 있어서 나름대로 안전장치를 확보하고 있는데, 산소가 부족하거나 생존 환경이 위험해지면 억제 유전자를 풀어서 무한 증식을 한다. 세포가 무한 증식하면 주변 장기를 압박하고 신생혈관을 만들어 영양분을 대량 빼앗아가는데, 이것이 암세포다. 결국 암의 원인은 '미토콘드리아의 쇠퇴에 의한 활성산소의 대량 발생'이다. 반면, 미토콘드리아가 다시 건강하게 활성화되면 암의 원인은 제거된다.

생활환경과 습관을 개선해 활성산소가 적게 발생하도록 노력하고, 규소를 충분히 섭취하는 것이 중요하다. 규소는 세포를 구성하는 성분으로 세포벽 등 세포를 형성하고 조직을 보호하는 미네랄이다. 활성산소의 불완전한 전자와 결합해서 안정된 상태로 회복해 무해한 산소로 바꾸고, 미토콘드리아의 활성산소를 억제하여 세포의 암세포 전환 또는 암세포 전이를 막는 효과가 있다.

규소가 풍부하게 들어 있는 식품은 고구마·천년초·연근, 다시마·미역·김 등의 해조류, 현미·보리·조 등의 잡곡, 우엉·파슬리·무·당근 등의 채소류, 바지락·대합·굴 등의 어패류가 있다.

212

암에서
벗어나는
무적의 생활습관

웃음으로
오장육부의 상태 개선하기

한의학에서는 체내 장기 전체를 '오장육부(五臟六腑)'라고 일컫는다. 오장육부는 각각 고유의 물리적인 기능만 할 것이라고 생각하는데, 실제로는 감정과도 관련이 깊다. '간이 부었다', '쓸개 빠진 인간이다', '심장이 오그라들다', '담대하다', '비위가 상한다'와 같은 표현이 모두 오장육부와 감정의 상관관계를 나타낸다. 즉 감정이 밝고 긍정적이라면 오장육부도 건강하고, 반대로 오장육부가 건강하면 감정도 밝고 긍정적으로 변한다.

암이나 질병에 걸렸다는 것은 이미 오장육부가 매우 좋지 않은 상태라고 볼 수 있다. 그래서 필요한 것이 웃음치료다. 웃음으로 오장육부의 상태를 개선하면 암과 질병의 치료에 큰 도움을 받을 수 있다.

몸에 좋은 물질을 늘리는 웃음치료

한의학의 오랜 연구 결과에 따르면, 특정 감정은 특정 장기에 직접적인 영향을 미친다. 화를 많이 내면 간이 상하고, 지나치게 기뻐하면 심장이 상하고, 생각이 많으면 비장이 상한다. 또 슬픔이 깊어지면 폐가 상하고, 두려운 감정은 콩팥을 상하게 한다. 이러한 감정 상태가 지속되면 결국 간암, 폐암, 위암, 신장암이 생길 수밖에 없다. 그래서 감정을 다스리는 것은 건강을 지키는 매우 중요한 요소다.

감정을 다스리는 방법은 다양하다. 요가, 명상, 기도, 호흡 등이 대표적이지만, 그중에서도 가장 쉽고 빠르게 효과를 볼 수 있는 것은 웃음치료다. 사람이 신나게 웃으면 면역력과 염증반응을 조절하는 핵심 인자인 인터페론-감마가 늘어나고 백혈구, 면역글로불린이 많아진다. 반면 면역력을 억제하는 코티솔과 에피네프린이 줄어든다. 우리 몸을 건강하게 하는 물질은 많아지고, 건강을 망치는 물질은 줄어드는 것이다. 이 방법은 누구나 손쉽게 할 수 있고, 별도의 장소를 필요치 않으며, 비용이 전혀 들지 않는다는 점에서 가성비가 최고인 암 치료법이다.

일본의 한 연구에서는 아무 인과관계 없이 그냥 웃기만 해도 암세포를 죽이는 NK세포가 강력하게 활성화된다는 것을 확인했다. 또 웃음은 뇌에서 엔도르핀이나 엔케팔린과 같은 신경전달물질의 분비를 증가시킨다. 이 호르몬들은 통증을 억제하는 강력한 기능이 있다. 마약성 진통제인 '모르핀'의 어원이 엔도르핀이다.

뿐만 아니라 **웃음은 스트레스 호르몬인 코티솔의 혈액 내 농도를 감소시키고, 근육과 혈관을 이완시켜서 혈압을 떨어뜨리고 혈액 순환을 촉진하여 암의 예방에 도움을 준다.** 또 웃다 보면 호흡량이 많아지면서 대표적인 항산화제인 산소의 공급이 증가한다. 긴장이 풀리면서 교감신경이 이완되고, 수축됐던 혈관이 풀리면서 혈액 순환이 촉진되고, 위축됐던 소화 기능이 향상되기도 한다. 결과적으로 세포에 산소와 영양분의 공급이 늘고 심부체온이 올라가면서 치유에 도움을 주는 것이다.

필자가 치료한 환자 중에도 웃음치료를 통해 암이 개선된 사례가 다수 있다. 2023년 본원을 찾은 44세의 여성 A씨는 폐암 4기 진단을 받고 표적항암치료 중이었다. 내원 당시 폐암이 간, 뇌, 뼈로 전이되어 증상이 매우 심했고, 성격이 내성적인 데다 아버지에 대한 원망과 부부 간의 소소한 갈등에서 비롯된 슬픔과 분노를 풀지 못하고 쌓아둔 상태였다. 필자는 한의학적 처방에 더해 본원에서 매일 저녁식사 후 병원 7층 요가실에서 10분 이상 큰 소리로 웃는 웃음치료를 실시했다. 그 결과 환자의 표정이 점점 밝아지더니 부부 간의 갈등이 사라지고 항암 효과도 좋아져 암세포가 거의 사라지는 상태에 이르렀다. 환자는 "항암치료 중이지만 이렇게 빨리 암세포가 사라지고 좋은 결과가 생길지 상상도 못 했다"며 기뻐했다. A씨는 지금도 웃음치료를 통해 꾸준히 건강관리를 하고 있다.

암 환자들의 마음을 풀어주는 탁월한 효과

난소암에 걸린 62세의 여성 환자는 이미 1차 항암치료와 수술을 마쳤지만 복막, 비장, 림프절로의 전이가 의심되어 2차 항암치료와 방사선치료를 앞두고 있었다. 1차 항암치료 때는 불안, 공포, 우울감으로 심장 두근거림이 왔으며, 고혈압으로 인해 많은 고생을 했다. 항암치료 이후에도 몹시 우울하고 불안했으며 오심, 두통, 근육통, 관절통 등의 증상이 심했다. 이렇게 1차 항암치료를 할 때 고생을 심하게 했기에 2차 항암치료를 어찌해야 할지 걱정이 앞선다고 했다. 필자는 이 환자에게 웃음치료의 효과를 설명하고 회진 때마다 같이 손잡고 웃음치료를 했다. 3일째부터 얼굴 표정이 조금씩 바뀌더니 신체 컨디션이 호전되었다. 웃음치료 덕분인지 2차 항암치료 때는 전혀 긴장하지 않았고, 항암치료 후유증도 상당히 개선되었다.

위암으로 고생한 65세의 여성 환자는 위 절제수술을 받은 후 내원했다. 보험사에서 평생을 근무해서인지 매사 철저하고 자기관리가 확실한 분이었는데, 수술 후 체력적으로 많이 힘들었다고 했다. 특히 '덤핑증후군'이 있었다. 이는 위암 수술 후에 흔히 겪을 수 있는 증상으로, 혈액순환이 잘되지 않아 맥박수가 증가하고 구토, 복통, 메스꺼움, 설사, 현기증, 식은땀이 난다. 설사와 소화불량이 계속 반복되니 상당히 예민해져 있는 상태였다. 본원에서 웃음치료를 시작했는데, 단 3회 만에 크게 웃다가 감정이 격해졌는지 큰 소리로 엉엉 울기 시작했다. 그때부터 웃음치료가 순조롭게 진행되었으며 덤핑증후군이 상당히 줄어들었다.

웃음치료 방법은 그리 어렵지 않다. 억지로 웃어도 치료 효과가 있기 때문에 박수를 치면서 크게 웃으면 된다. 손바닥에는 오장육부를 관장하는 경혈이 모두 모여 있어서 손바닥에서 열이 날 정도로 크게 박수를 치면 웃음치료의 효과가 배가 된다. 동시에 몸을 흔들면서 웃는 것도 좋다. 큰 소리로 웃으면서 몸에 힘을 빼고 흔들면 웃는 기운이 경락을 타고 오장육부로 들어가 효과를 나타낸다. 웃을 일이 없더라도 억지로 웃으면 반드시 긍정적인 효과가 나타난다.

가볍게 웃음으로 시작해 점점 더 격렬하게 웃으면 어느 순간 울음이 터질 수 있다. 이는 지금까지 마음속에 붙잡고 있던 부정적인 감정이 일순간 해소되는 신호이며, 이로 인해 웃음치료의 효과가 2~3배 더 커진다.

암을 이겨낸 사람들의 정신적 특징

가끔 언론을 통해 기적 같은 암 완치자의 사례가 보도된다. 그들의 스토리는 때론 감동적이지만 '정말 그럴까?' 하는 의구심이 들기도 하고, '나도 가능할까?'라는 부러운 마음이 들기도 한다. 이러한 놀라운 변화의 근본적인 동력 중 하나가 '마음가짐'이라는 연구 결과가 있다.

2017년 한국보건사회연구원에서 펴낸 학술지 《보건사회연구》에는 매우 흥미로운 논문 한 편이 실렸다. 중년에 암 진단을 받은 환자들의 삶을 심층적으로 들여다보고 이들이 암을 극복할 수 있었던 정신적 상태를 진단한 결과, 8개의 공통된 성향이 있음이 밝혀졌다. 이 중 일부를 소개하니 참고한다면 암 치료에 적지 않은 도움이 될 것이다.

● **암 환자임을 숨기지 않는다**

완치자들은 암 환자에 대한 타인의 시선으로부터 자유로워지기 위해 노력했고, 암 앞에서 당당했다. 항암치료로 탈모 현상이 생기자 아예 삭발을 하고 마치 예술가처럼 스타일링하며 산 사람도 있고, 유방암으로 가슴 절제수술을 했지만 단골 사우나를 즐기고 '나는 암 환자야'라며 암 투병 사실을 당당하게 밝힌 경우가 대부분이었다.

● **좋아하는 활동에 몰입해 암의 공포에서 벗어난다**

완치자들은 움츠러들거나 부정적으로 생각하기보다는 좋아하는 활동에 몰입함으로써 암의 공포와 맞닥뜨리는 순간을 최소화했다. 친구들과 스포츠를 즐기면서 자신이 암 환자라는 사실을 잊거나 예술 활동에 몰입하고, 합창단 활동을 하고, 종교적 대상을 향해 기도하면서 암에 대한 두려움을 내려놓기도 했다. 이들은 암의 공포에 사로잡히지 않는 자신만의 방법을 만들어냈으며, 이를 통해 정서적 안정을 추구했다.

● 위대한 체념을 통해 현실을 받아들인다

'체념'이 나쁜 것만은 아니다. 자신의 욕심을 내려놓고 현실을 그대로 받아들임으로써 동요하는 마음을 진정시키고 불안을 줄일 수 있다. 완치자들은 암 치료 기간에 주변 사람들과 멀어지는 것을 자연스럽게 받아들이고, 하루하루 사는 것에 감사하며, 암 투병 이후 제2의 인생을 사는 것 자체를 감사하게 여겼다. 또 '살고 죽는 것은 운명'이라며 담담하게 받아들였다.

● 암의 원인을 자신에게서 찾는다

완치자들은 암의 발병 원인을 자신에게서 찾는다. 자신의 몸을 소홀히 여겨온 과거를 반성하고, 자신이 남에게 지은 죄의 대가가 암이라고 생각한 경우도 있었다. 이러한 심리는 암으로 인한 분노, 원망의 감정에서 벗어나게 함으로써 또 다른 의미의 정서적 안정을 가져왔다.[21]

긍정의 생각과 상상요법을
생활화하기

드라마 〈허준〉에서 스승 유의태가 허준에게 가장 많이 당부한 말이 "심의(心醫)가 되라"다. '심의'란 사람의 마음을 다스리는 의사를 말한다. 이는 '질병의 원인 중 가장 으뜸은 마음'이라는 의미로도 해석할 수 있다. 마음을 바로잡지 않고서는 절대 질병을 치료할 수 없다는 스승의 큰 가르침이다.

그런 점에서 다시 한번 강조하자면, 암 치유의 핵심은 마음과 생각이며 병인으로 보면 칠정이라고 할 수 있다. 마음과 생각을 치유하는 것은 단순히 암 환자를 편하게 해주거나 위안을 주는 정도의 역할을 넘어 암 치료에서 가장 중요하고 결정적인 역할을 한다. 그런 점에서 암 환자는 의도적으로 마음을 밝게 가져야 한다. 여기에는 긍정적인 생각과 상상 요법이 큰 도움이 될 수 있다.

에너지의학에 의해 밝혀진 생각과 마음의 힘

에너지의학에 의하면, '마음과 생각의 힘'은 실질적으로 현실에 영향을 미친다. 우주는 양자로 가득 채워져 서로 연결되어 있고 시공간을 초월하여 서로 반응하는데, 마음에도 에너지가 있어서 특정한 파동을 일으키고, 그 파동은 우주를 구성하는 양자에 영향을 미쳐 현실을 변화시킨다는 것이다. 결국 생각과 마음이 모든 것을 바꾸는 근원적인 힘이며, 이는 한의학에서 강조하는 심의와 다르지 않다.

물론 마음을 치유하는 일은 그저 정신 승리에 불과할 뿐 암 치료는 수술, 항암치료, 방사선치료 등 표준치료만이 유일한 치료법이라고 주장하는 사람도 있을 수 있다. 하지만 마음과 생각의 힘은 실재한다. 따라서 **암의 전이나 재발에 대한 두려움과 걱정 속에서 지내는 사람은 지금부터라도 마음의 힘이 암을 이겨낼 수 있는 최고의 무기라고 생각해야 한다.**

그러기 위해서는 '상상요법'을 실천하는 것이 좋다. 자신이 원하는 상상, 긍정적인 상상을 꾸준히 하면 그것이 현실에 영향을 미치게 된다. 이러한 힘은 고대부터 충분히 인정되어왔다. 고대 그리스 철학자 아리스토텔레스는 '상상이 질병을 치료할 수도, 반대로 질병이 생기게 할 수도 있다'고 했다.

상상요법의 효과를 보여주는 역사적 사례가 있다. 임진왜란 때 일본 사람들이 사명대사의 비범함을 알아보고 얼마나 신통한 능력을 가지고 있는지 시험하기 위해 머무는 방의 아궁이에 불을 많이 땠는데, 정작 사명대사는 먹으로 '물 수(水)' 자와 '눈 설(雪)' 자를 쓰고 그것을 상상함으로써 열기를 피할 수 있었다.

심장이 빨리 뛰는 상상을 하면 심장박동수가 증가하고, 혈압과 체온도 조절할 수 있다는 사실이 연구를 통해 증명되었다. 또 상상만으로도 백혈구 가운데 호중구를 조절할 수 있다는 연구도 있다. 뇌와 면역체계 사이에 정보가 전달되기 때문에 상상을 통해 면역의 핵심인 백혈구의 수를 조절할 수 있다는 사실이 증명된 셈이다.

하루에 세 번, 10분씩 상상하기

그렇다면 어떻게 상상을 하는 것이 좋을까? 상상요법은 따로 시간을 내서 하는 것보다 일상에서 습관적으로 하면 더욱 큰 효과를 볼 수 있다.

암 환자라면 명상을 통해 마음의 눈으로 환부를 들여다보고 그곳이 밝게 빛난다고 상상해도 좋고, 그 부위에서 따뜻하게 열이 난다고 생각해도 좋다. 암세포가 몰려 있는 곳에 집중해서 밝은 빛에 의해 암세포가 점차 사라진다고 상상하고, 손톱과 발톱을 깎을 때 암세포가 같이 떨어져나간다고 상상해도 된다.

아침에 세수를 하거나 샤워할 때 비눗물과 함께 암세포도 깨끗이 씻겨나간다고 상상한다.

이를 닦고 치약을 뱉을 때 내 몸 안에 있는 모든 나쁜 기운이 함께 빠져나간다고 상상한다.

항암 약물이 몸 안에 들어올 때나 방사선치료를 할 때 몸 안의 종양이 아이스크림 녹듯 사라진다는 상상을 하면 그 효과는 더욱 커진다.

나를 힘들게 했던 사람이나 일에 대해서 용서하고 화해하고 사랑하는 상상도 좋다. 스스로 자신을 미워하고 힘들게 했다면 자신에게 용서를 구하고 자신을 위로한다.

하루에 세 번, 10분씩 진심을 담아 "나는 완전히 낫는다"라고 반복해서 말한다. 심호흡을 하면서 머리부터 목, 어깨, 가슴, 팔, 배, 다리까지 모든 근육을 살피면서 긴장을 풀고 이완시킨다.

암이 완치되어 건강하고 행복한 미래의 모습을 상상하고 그것에 집중하는 것도 좋다.

상상요법의 생활화는 암 치유에 반드시 필요하고 가장 중요한 과정이다.

마음의 나사 하나를
풀고 살기

　세계적으로 '스트레스는 만병의 근원'이라는 말이 기정사실화되고 있다. 그런데 한국인들이 겪는 스트레스는 다른 나라 사람들이 겪는 스트레스와 양상이 좀 다르다. 한국인들이 겪는 '스트레스로 인한 각종 신체 질환'은 '화병(火病)'이라고 불리며 질병으로 인정받고 있다. 화병의 증상을 보면, 외부 자극에 의한 심리적인 불안과 두려움을 넘어 그것이 마음 깊은 곳에 단단히 자리 잡았다가 어느 순간 불쑥 치밀어 오른다. 때로는 한숨을 쉬게 만들고, 갑자기 억울함과 분노가 치솟고, 죄책감이 뒤섞이기도 한다. 게다가 사회적 시선이 신경 쓰여 주변 사람들에게 속 시원히 털어놓기도 쉽지 않다. 그래서 화를 참게 되고, 주변 사람과 가족을 위해서는 당연히 그래야 한다고 여긴다.

미국 정신의학회에서도 한국인의 이러한 스트레스 방식을 '화병(hwa-byung)'이라고 정의했다. 문제는 화병이 암을 유발하는 주요 원인임에도 불구하고 쉽게 털어내기 어렵다는 점이다. 그래서 단순히 '스트레스를 멀리하자'고 다짐하기보다는 '마음의 나사 하나를 풀고 살자'는 태도로 살아가야 한다. 그래야 단단하게 억눌린 화가 풀릴 수 있다.

한국인들의 화병이 일반 스트레스와 다른 점

화병이 일반적인 스트레스와 다른 점은 세 가지로 정리된다.

우선, 원인이 뚜렷하다. 원인을 알기 힘든 막연한 두려움이나 공포심은 스트레스가 될 수는 있어도 화병이라고 보기는 힘들다.

두 번째 차이점은, 화가 '응어리진 형태'로 존재한다는 점이다. 단지 슬프고 화난 일이 있었다고 그것이 바로 응어리가 되는 것은 아니다. 불쾌한 기분과 감정은 무의식에 깊숙하게 박힐 정도는 아니라는 이야기다. 그런데 응어리진 화는 오랜 세월에 걸쳐 반복적으로 마음에 박혀왔기에 마치 나무에 단단히 박힌 못처럼 쉽게 빼낼 수가 없다. 외면하고 싶다고 해서 외면할 수도 없다. 계속해서 끓어오르는 성질이 있어서 어떤 특정 상황에 맞닥뜨리면 순식간에 의식 위로 떠오르기 때문이다.

세 번째 차이점은, 이런 심리적인 증상이 고스란히 신체적 증상으로 나타난다는 점이다. 물이 끓어서 넘치는 것처럼 마음에 응어리진 감정이 치밀어 가슴이 답답하고, 얼굴에 열감이 번지고, 목이나 명치 부분에서 뭔가 뭉쳐진 덩어리 같은 것이 느껴진다.

한의학에서는 응어리진 화가 지속될 경우 내부 장기가 계속 허약해진다고 본다. 보통 각 장기는 자신을 움직일 수 있는 에너지를 가지고 있는데, 화병으로 인해 분노가 치솟고 열이 나면 그 에너지를 빠르게 소모해버려 정작 장기를 움직이고 보호할 에너지가 사라지는 결과를 초래한다. 에너지가 없으니 약해지는 것은 당연한 일이다. 그뿐만 아니라 열은 진액을 고갈시키는 역할도 한다. 우리는 흔히 '피가 끓는다'는 표현을 한다. 물이 장시간 끓어 넘치면 수분이 사라지듯, 혈액도 계속 끓게 되면 점점 줄어들면서 그 안에 있던 소중한 영양물질과 생명물질이 줄어들게 된다. 이는 면역력의 약화로 이어지고 결국 암이 발생한다.

더 중요한 사실은 암이 화병을 가속화한다는 점이다. 한 조사에 따르면 여성 암 환자의 85%가 화병을 앓고 있으며, 이는 일반인의 화병 비율보다 20배나 많다. 여성의 경우 남성보다는 정서적 반응이 훨씬 더 강해 자신이 암에 걸렸다는 사실 자체가 또다시 화병을 강화하는 역할을 하기 때문이다. 화병이 암을 부르고, 암으로 인해 다시 화병이 강화되는 악순환이 이어지는 것이다.

과도한 긴장감은 암을 유발하는 심각한 스트레스

화병 혹은 스트레스로 인한 암을 예방하려면 어떻게 해야 할까? '화병의 원인을 털고, 스트레스를 받지 않으면 된다'가 교과서적인 대답이지만, 이 방법은 현실성이 떨어진다. 스트레스를 받고 싶지 않다고 해서 받지 않을 수 있다면 애초에 화병은 없었을 것이다.

화병 혹은 스트레스를 해결하는 가장 현실적인 방법은 삶의 근본적인 태도를 바꾸는 것이다.

많은 암 환자를 진료하고 치료하면서 살펴보니 그들 대부분이 자신의 삶을 '바짝 조이면서' 살아왔다는 공통점이 있다. 빈틈없이 준비하고, 문제가 생길 것에 대비하고, 실수를 용납하지 않으려는 성격도 비슷했다. 한마디로 자신의 인생을 '닦고, 조이고, 기름 치며' 치열하게 살아왔다. 그러니 작은 문제도 민감하게 받아들이고, 한번 받은 상처를 잘 잊지 못하며, 자기희생적인 면도 많다. 그러다 보니 상처가 쌓이고 그것이 마음의 응어리가 되어 마음 깊숙이 자리 잡은 것이다.

이러한 삶의 태도를 바로잡으려면 이제까지와는 다르게 '마음의 나사 하나를 풀고 사는 자세'가 필요하다. 우리나라에서 '나사가 풀렸다'라는 말은 주로 긴장감이나 책임감이 없고, 게으르고, 미래에 대한 대비 없이 사는 사람을 표현할 때 쓰인다. 물론 일상에서 이런 태도로 일관하면 문제가 있겠지만, 늘 긴장하고 자신을 바짝 조이며 살아온 사람에게는 오히려 절실하게 필요한 삶의 태도이다.

긴장감은 그 자체로 심각한 스트레스다. 심장박동이 증가하고 혈압이 오르고 혈액이 뇌와 근육으로 집중된다. 늘 전력질주를 위한 액셀을 밟고 있는 것과 같다. 잠깐 그러고 말면 상관없지만, 늘 그런 태도로 살아가면 결국 체력과 에너지가 고갈되어 면역력이 떨어질 수밖에 없다.

늘 자신을 조여왔던 긴장을 의도적으로 풀기 위해서는 정신적·심리적 태도를 바꾸는 수밖에 없다. 과도한 삶의 목표는 낮추고, '이 정도만 해도 충분해'라고 생각하고, 실수도 용납해야 한다. 혼자서 전적으로 책임을 지려 하기보다는 다른 사람들과 함께하기를 노력하고, 때로는 '대충 사는 것도 재미있어'라고 생각하면 긴장감이 훨씬 줄어든다.

마지막으로, 화병에서 벗어나고 싶은 사람이 반드시 알아야 할 것이 있다. 화는 자신을 보호하는 중요한 생명 에너지라는 점이다. 자신이 얼마나 위험한 상황에 있는지를 알게 해주는 내적 신호이며, 자신을 공격하려는 상대에게 경고의 메시지를 보낼 수 있는 신호가 되기도 한다. 따라서 화를 일방적인 분노가 아닌, 자신을 위한 열정으로 승화한다면 건강은 물론 자신의 발전에도 도움이 될 수 있다.

암 환자의 마음을 풀어줄
심리 치유 프로그램

암 치료를 받았다고 해서 암의 공포에서 완전히 벗어나는 건 아니다. 어쩌면 진짜 암 치료는 치료 직후부터 시작된다고 봐도 무방하다.

이때 무엇보다 신경 써야 하는 것이 마음 상태다. 일단 암에 걸렸던 사람은 그 충격이 너무 커서 심리적인 후유증이 남고, 한번 마주했던 죽음의 공포가 쉽게 가시지 않는다. 따라서 다시 정상적인 심리 상태를 되찾을 수 있는 다양한 치유 프로그램을 스스로 시행해야 한다. 물론 이런 프로그램은 암 치료 중에도 이루어져야 한다.

● 원예
심리 회복과 정서 안정에 좋은 프로그램 중 하나가 원예다. 식물을 가꾸는 과정에서 자연의 아름다움을 체험하며 정서적 안정감을 느끼고, 자연과의 상호작용을 통해 희망을 가질 수 있다. 또 연약한 식물을 다루면서 집중력이 높아지고, 무언가를 보호하고 정성스럽게 가꾸는 행위는 긍정적인 마음을 유지하는 데 도움이 된다.

● 호흡 명상
편안한 자세에서 의식적으로 숨을 깊게 들이쉬고 긍정적인 상상을 하는 호흡 명상도 심리 회복과 정서 안정, 면역력 향상에 도움이 된다.

호흡을 조절하면서 명상에 들어가면 자율신경이 안정되어 마음이 편안해지고 감정이 정화되면서 평정심을 유지할 수 있다.

● 요가

요가는 단순한 운동이 아닌 힐링과 재활 운동이다. 암 수술과 방사선 치료를 받으면 림프절이 크게 손상을 입어 체내 독소와 노폐물이 잘 배출되지 않아 해당 부위가 붓는 림프부종이 발생한다. 특히 유방암 수술 후에는 손이 붓고 팔의 감각이 이상해져서 일상생활을 하는 데 큰 제한이 생긴다. 이럴 때 요가는 체내 순환을 돕고 독소와 노폐물을 빼주는 것은 물론, 전신 근육과 관절을 사용하기 때문에 혈액 순환에도 도움이 된다.

좋아하는 음악을 들으며 마음을 안정시키거나 산책을 하는 것, 뜨개질을 하는 것도 마음 안정에 도움이 된다. 이외에도 실행했을 때 집중이 되고 몸의 움직임에 도움이 된다면 그것이 자신에게 맞는 마음 관리법이니 꾸준히 실천하면 암으로부터 자유로워질 수 있다.

걷기 운동으로
몸에 산소를 충분히 공급하기

　암세포가 싫어하는 것 중 하나가 '산소가 풍부한 환경'이다. 혈액 순환이 나쁘거나 체온이 낮아서 산소 공급이 잘 안 될수록 암세포는 활개를 친다.

　암세포는 일반 세포보다 최소 수십 배에서 100배 이상 강력한 것으로 알려져 있다. 정상 세포는 일정한 시간을 두고 세포분열을 하지만, 암세포는 쉬지 않고 분열을 하면서 정상 세포로 갈 영양분을 난폭하게 빼앗아 먹는다. 그리고 다른 정상 조직으로 뚫고 들어가 무분별하게 영역을 확장해나간다. 하지만 산소 앞에서는 무력해진다. 산소는 강력한 해독제이기에 몸에 산소가 꾸준히 그리고 효율적으로 공급되면 암세포가 살아남기 힘든 환경이 된다.

산소를 싫어하는 암세포

2019년 노벨 생리의학상을 받은 연구자들의 주제는 '산소와 암세포'였다. 당시 미국 하버드대의 윌리엄 카엘린(William Kaelin) 교수, 영국 옥스퍼드대의 피터 랫클리프(Peter Ratcliffe) 교수, 미국 존스홉킨스대의 그렉 세멘자(Gregg L. Semenza) 교수는 '산소 가용성'이라는 개념을 확립했다. 이는 산소와 세포, 그리고 암세포의 성장과 관련된 중요한 키워드였다. 그들은 연구를 통해 '몸에 산소가 부족하면 암세포가 잘 자라고 치료에 저항성이 생긴 나머지 항암제도 잘 듣지 않는다'는 사실을 밝혀냈다. 반면 몸에 충분히 산소를 공급하면 항산화력이 월등하게 높아져서 암 치료가 수월해진다는 사실도 증명했다. 이 연구 결과처럼 암과 산소는 직접적으로 관련되어 있다.

우리는 호흡을 하면서 공기를 들이마시는데, 공기 안에는 산소가 포함되어 있다. 장소별 산소량을 보면 실내는 19%, 대도시의 야외는 20~21%, 숲속은 22~23% 정도다. 수치상으로는 차이가 크지 않지만, 산소 농도 1%가 미치는 영향은 상당한 차이가 있다.

체내에 산소를 충분히 공급하는 가장 좋은 활동은 걷기 운동이다. 우리가 걷기 운동을 하면 체내에 유입되는 산소의 양이 5배나 늘어난다. 걷기 운동을 '유산소 운동'이라고 부르는 이유도 여기에 있다. 일단 걷기 시작하면 단 10분 만에 근육에 산소가 공급되기 시작하고, 산소가 필요한 정상 세포는 열심히 에너지를 얻어서 활동하고 면역 기능을 강화한다. 앞에서도 얘기했듯, 암세포는 산소를 극히 싫어한다. 그래서 우리가 걷는 것만으로도 암의 예방은 물론 치료 효과도 높일 수 있다. 꾸준한 걷기 운동은 그 자체로 암 예방 활동이며 치료제인 것이다.

이쯤에서 "걷는 것보다 달리기를 하면 더 많은 산소를 마실 수 있으니, 달리기가 훨씬 더 좋은 것 아닌가요?"라고 묻고 싶을 것이다. 논리적으로 틀린 말은 아니지만, 중요한 것은 '운동의 강도'다. 보통 운동은 자신의 최대 체력에서 40~80%까지 사용하면서 한 번에 15~60분간 하는 것이 가장 적절하다. 과도한 운동은 암세포를 증식하는 활성산소를 만들어내기 때문에 오히려 몸에 좋지 않다. 체력이 충분해서 높은 강도의 운동을 감당할 수 있다면 달리기를 해도 괜찮지만, 암을 걱정하는 사람이나 암 환자에게는 꾸준한 걷기 운동이 더 좋다. 또 무릎관절이 약한 경우 달리기는 오히려 신체에 부담이 될 수 있다.

근육 강화는 만성염증과 암을 동시에 예방

걷기 운동은 근육과도 관련이 깊으며, 암과도 연결된다. 앞에서 언급했지만, 음식을 섭취해서 생성된 포도당은 인슐린의 도움으로 세포 안으로 들어가 에너지가 된다. 건강한 몸이라면 에너지로 쓰이고 남은 포도당은 근육에 저장되어 혹시나 모자랄 수 있는 비상사태를 대비하게 된다. 그러나 근육이 충분하지 않거나 포도당 사용 기능이 떨어진 몸이라면 남은 포도당은 떠돌다가 중성지방이 되어 내장지방, 흔히 말하는 뱃살이 되어버린다. 뱃살은 온갖 염증의 씨앗이 되고, 암세포를 위한 최적의 환경을 만든다. 따라서 걷기 운동으로 근육을 키우고 뱃살을 빼서 암세포가 좋아하는 환경을 줄여야 한다.

근육을 키워놓으면 나중에 항암치료를 받더라도 도움을 받을 수 있다. 수술이나 항암치료를 받으면 식사를 제대로 하지 못하는 경우가 많은데, 이는 단순히 입맛이 없어서가 아니라 면역반응으로 인해 사이토카인이 분비되어 식욕중추를 억제하기 때문이다. 하지만 이런 경우에도 우리 몸은 계속 에너지를 써야 하기에 근육을 에너지원으로 사용하게 된다. 병원에서 암 치료를 받으면 살이 점점 빠지면서 근육이 줄어드는 것은 이런 이유 때문이다. 평소에 근육을 키워놓으면 이런 경우에 도움을 받을 수 있고, 좀 더 치료에 강한 몸이 될 수 있다.

걷기 운동으로 근육을 키우려면 평지보다 계단이나 낮은 야산을 오르는 것이 효과적이다. 전체 근육의 70%가 엉덩이와 허벅지에 몰려 있기 때문이다. 다만 자신의 체력에 맞게 해야 한다. 아무리 몸에 좋은 운동도 지나치면 독이 된다. 이제 걷기 운동을 할 때는 암을 예방하고 치료하는 운동이라고 생각하며 걷자. 그러면 건강해진 자신의 모습을 떠올리며 힘차게 걸을 수 있고, 운동하는 시간이 훨씬 더 보람 있을 것이다.

암 환자가 반드시 해야 하는
장 해독

인간의 몸은 24시간에 약 1조 개의 세포를 만드는데, 그중 5000~
1만 개는 암세포다. 그럼에도 불구하고 누구나 암에 걸리지 않는 이유는
면역세포가 암세포로부터 내 몸을 확실하게 지켜주기 때문이다.

엄마 배 속에서 가장 먼저 만들어지는 기관은 심장이나 뇌가 아니라
장이다. 그리고 장의 양쪽 끝에 입과 항문이 생긴다. 인체의 입, 식도,
위, 장, 항문은 하나의 기다란 관으로 되어 있다. 대장암은 많은데 소장
암이 없는 이유는 의학계의 미스터리다.

이 중에서 대장에 관한 병은 대장암, 대장폴립, 궤양성대장염, 과민대
장증후군 등 일반적으로 알려진 병명만 해도 다양한데, 소장에서 발생

하는 병은 거의 없다. 소장암이 없는 이유는 두 가지로 정리할 수 있다. 첫째, 발암성 물질을 분해하는 효소가 대장보다도 소장에서 더 활발하게 활동하기 때문이다. 둘째, 소장의 면역세포가 매우 활발해서 암세포를 배제하기 때문이다.

나쁜 장에서 만병이 생긴다

우리 몸은 20세에 면역력이 절정을 이루다가, 40세가 되면 면역력이 절반으로 떨어지고 70세가 되면 10분의 1로 떨어진다. 그래서 나이가 들면 면역력이 저하되면서 고혈압, 당뇨병, 심장병, 뇌졸중, 암, 치매 등이 생긴다. 면역세포의 70%는 장에 있다. 나이가 들면 자연히 장도 노화하면서 변비와 설사는 물론 면역 기능이 떨어지니 암이 잘 발생하게 된다. 장의 상태를 개선하고 유지해 질병을 예방하려면 다음의 방법을 실천하는 것이 좋다.

- 하루에 30분 이상 걸으면서 햇볕을 쬔다.
- 심호흡을 많이 하고, 명상이나 복식호흡을 자주 한다.
- 너그러운 마음, 배려하는 마음으로 긍정적으로 산다.
- 장을 움직이는 복근 스트레칭을 한다.
- 현미잡곡밥, 통곡물을 꼭꼭 씹어 먹는다.

- 몸을 따뜻하게 하여 내장을 따뜻하게 한다.
- 하루에 한 번은 큰 소리로 웃는다.

집에서 장 해독을 하는 방법

체내 독소와 노폐물을 배출하는 장 해독은 암 환자에게 아주 중요하다. 해독에서 가장 중요한 것은 배설이 잘되는 것이다. 인체에서 배설은 주로 대변과 소변, 땀으로 이루어지는데 대장과 신장과 피부가 여기에 관여한다.

대장은 대변 배출이 원활해야 하는데, 주로 관장으로 관리한다. 신장은 소변 배출이 원활해야 하는데, 물을 하루에 1.5리터 이상 마시고, 특히 지장수와 같은 미네랄워터나 레몬수와 같은 해독수 등을 마시면 좋다. 피부는 땀으로 노폐물을 배출하는데 건식 사우나와 족욕 등이 효과가 좋다.

해독의 꽃은 관장이라고 할 수 있다. 장 해독법의 대표주자인 청장요법인 커피관장의 효능은 다음과 같다.

■ 커피관장의 효능
- 간의 해독력을 도와준다.
- 담관을 튼튼히 하고 담즙의 흐름을 원활하게 해주어 노폐물 배출에

도움을 준다.

- 간과 장에서 독소와 결합하는 효소 작용(글루타치온 S 전이효소)을 활성화한다.
- 암성통증을 완화한다.
- 해독 과정에서 발생하는 증상을 완화한다.
- 정신이 맑아지며, 마음을 편하게 해준다.
- 복수 및 복부가스를 완화한다.

■ 커피관장 실행하기

- **준비물** : 커피 관장기, 물 1리터, 커피 생원두 분말, 알코올 솜, 윤활 젤
- **방법** :

① 물 1리터에 커피 생원두 분말 1큰술을 넣고 끓인 뒤에 35℃ 정도로 식혀 관장액을 만든다.

② 관장기 높이는 1미터 정도로 유지하고, 관장기에 관장액을 넣는다.

③ 환자는 무릎을 구부리고 오른쪽을 보고 옆으로 눕는다.

④ 가는 호스를 알코올로 잘 소독한 후 윤활 젤을 바르고 항문에 5~10cm 정도 삽입한다.

⑤ 호스에 부착된 조절기로 조절하면서 관장액을 장 속으로 천천히 넣는다.

＊ 관장액이 들어갈 때 심호흡을 하면 부교감신경이 항진되면서 보다 수월하게 할 수 있다.

* 처음부터 관장액 1리터를 다 넣으려 하지 말고 300ml를 시작으로 점차 늘려나가는 것이 좋다.

⑥ 관장액이 다 들어가면 15분 정도 참는 것이 좋다. 처음 시작할 때는 무리하지 말고 3분 이상만 참아야겠다는 마음으로 한다.

* 관장 도중에 변이 나오려고 하면 대변을 보고 다시 하면 된다.

* 관장은 하루 1회 하는 것이 좋으나 증상이 심하면 하루 3~6회도 가능하다.

필자도 환자들에게 반드시 커피관장을 하도록 권유한다. 커피관장은 단순히 변비 예방에만 좋은 것이 아니라 암성통증 감소와 면역력 증가에 좋고, 특히 항암 후 호중구 수치가 급속하게 떨어졌을 때 커피관장을 하면 효과를 느낄 수 있다.

풍욕과 냉온욕으로
독소를 배출하고 면역력 강화하기

피부가 면역력과 직접적으로 관련이 있다고 하면 의아해할 사람들이 많을 것이라 생각한다. 그저 희고 투명하게 가꾸는 미용 차원에서만 피부를 바라보기 때문이다. 하지만 피부야말로 유해한 외부 물질이 인체에 침투하는 것을 막아주고, 체내 독소와 노폐물을 외부로 배출함으로써 면역력을 유지해주는 중요한 기관이다. 무엇보다 피부는 숨 쉬는 기관이기에 이를 잘 활용하면 신체를 훨씬 더 건강하게 유지할 수 있다.

피부를 통해 건강을 되찾는 가장 효과적인 방법은 풍욕과 냉온욕이다. 피부로 체내 독소와 노폐물을 배출해 면역력을 강화하면 암세포도 줄일 수 있다.

풍욕으로 독소를 배출하고 산소를 흡수

인간은 생명을 유지하는 한 끊임없이 독소를 만들어낸다. 숨을 쉬는 과정에서 활성산소가 만들어지고, 음식을 소화시키는 과정에서 일산화탄소가 생긴다. 피부는 기본적으로 호흡 기능이 있기에, 만약 피부 호흡이 방해를 받으면 일산화탄소, 활성산소가 잘 배출되지 않고 쌓여서 결국 만성질환은 물론 암을 유발할 수 있다.

피부는 배출 작용과 함께 공기 중의 신선한 산소나 각종 항산화물질을 흡수하는 작용도 한다. 예부터 유자나 창포를 이용해 목욕을 한 것은 이런 이유 때문이다. 유자탕과 창포탕에서 목욕을 하면 피부는 비타민C를 흡수해 체내 곳곳에 제공한다. 특히 유자탕은 채소 섭취량이 적은 겨울철에 매우 좋은 비타민C 흡수법이다. 물론 좋은 물질만 흡수하는 것은 아니다. 만약 땀이나 노폐물로 더럽혀진 옷을 계속 입고 있으면 이것들이 다시 피부로 재흡수되어 건강에 좋지 않은 영향을 미치게 된다.

피부의 호흡 작용을 최대한 활성화하는 첫 번째 방법이 풍욕(風浴)이다. 이름 그대로 바람을 이용하는 목욕법이다. 우리는 흔히 목욕은 물로 한다고 생각하는데 공기 중에 피부를 노출하면 충분한 면역력 강화 효과를 볼 수 있다. 앞서 언급했듯이, 피부는 호흡 작용을 하기 때문에 대기 중의 산소를 흡수하지만, 옷을 입으면 그 효과가 제한될 수밖에 없다. 그나마 여름철에는 얇고 짧은 옷을 입지만, 그 외의 계절에는 거의 대부분 양말부터 시작해 목도리, 장갑, 모자, 마스크 등으로 온몸을 꽁 꽁 싸매 공기 중에 노출되는 피부는 극히 일부분이다. 그러면 체내 독소와 노폐물이 원활하게 배출되지 않고 산소도 충분히 흡수하지 못하는 상태가 된다.

풍욕 방법은 어렵지 않다. 창문을 열어 외부 공기가 실내로 들어올 수 있게 하고, 옷을 모두 벗고 나체 상태에서 너무 두껍거나 얇지 않은 이불로 몸 전체를 덮었다가 활짝 펼치는 행동을 반복한다. 이렇게 하면 피부의 호흡과 배출 기능이 활발해지면서 면역력이 활성화된다.

처음에는 맨몸으로 20초 정도 풍욕을 한 뒤 1분 정도 머리를 제외한 전신을 이불로 덮는다. 이후로는 풍욕 시간을 조금씩 늘려서 2분까지 하고, 이불을 덮고 있는 시간도 2분까지 늘리면서 총 30분 정도를 한다. 암 치료가 목적이라면 이 방법으로 하루에 6~11회 정도 하면 되는데, 그 효과는 놀라운 정도이니 꾸준히 하는 것이 좋다. 참고로, 풍욕하는 방법은 유튜브에 많이 소개되어 있으니 참고하길 바란다.

냉온욕으로 자율신경 균형과 혈액 순환 촉진

냉온욕은 빠르고 효과적으로 피로를 씻어주고 몸을 쾌적하게 만들어주는 목욕법이다. 따뜻한 물과 찬물이 번갈아 피부에 닿으면서 모공을 열어 피부의 호흡 작용을 도우면서 림프액이 깨끗해지고 자율신경이 균형을 잡고 혈액 순환이 빠르게 촉진된다. 그 결과 면역력에 직접적인 영향을 미치게 된다. 온수로만 목욕을 하면 피부의 모세혈관이 수축되지 않고 확장만 되기 때문에 체내 독소 배출이 용이하지 않다. 정신적·육체적 노동을 많이 한 날 피곤한 상태에서 냉온욕을 하면 얼마나 효과가 좋은지를 느끼게 될 것이다. 냉온욕은 류머티즘성관절염이나 신경통에 탁월한 효과가 있다. 다만 체온이 37.5℃ 이상 높은 사람은 냉온욕을 피해야 한다.

대부분의 암 환자들은 암 치료 중에 정신적·육체적으로 극한의 상태이기에 냉온욕을 꾸준히 하면 자율신경의 균형이 이루어져 정신적 안정을 되찾고, 면역력이 강화되어 암 회복에 큰 도움이 된다. **온수는 41~43℃가 적당하고, 냉수는 15~18℃가 좋다. 먼저 냉수에 1분 정도 몸을 담갔다가 온수에 1분, 다시 냉수에 1분, 다시 온수에 1분 정도 들어가기를 7회 정도 반복한다.** 다만 냉온욕의 맨 처음과 마지막은 반드시 냉수로 해야 한다.

처음에 몸을 냉수에 담그는 일이 힘들 수 있다. 이럴 때는 손목과 발목만 담그는 식으로 시작해 이후에 팔과 무릎, 다음에는 허리까지 들어가고, 이후에 몸 전체를 담그면 된다.

집에 욕조가 없어도 상관없다. 샤워기나 바가지를 활용해 몸의 끝 부분인 발에서부터 차츰 위로 올라가며 물을 끼얹으면 된다. 다만 처음부터 가슴이나 머리에 직접 물을 끼얹어서는 안 된다. 심장에 부담을 줄 수 있기 때문이다.

몸이 허약해지는 50대 이후에는 조금 다른 방법을 활용할 수 있다. 특히 냉온욕을 처음 하는 사람은 냉수로 시작하는 것이 부담이 될 수 있기에 전신을 온수에 담가 몸을 덥힌 후에 밖으로 나와 상반신의 물기를 닦고 그때부터 허리까지 냉온욕을 한다. 이렇게 며칠을 반복하고 나서 냉수로 시작하는 냉온욕을 하면 된다.

풍욕과 냉온욕은 산성화된 몸을 알칼리성으로 변화시키는 데도 도움을 준다. 인체는 생활을 하면서 끊임없이 산성화가 진행된다. 일하고 육식을 하고 스트레스를 느끼는 과정에서 체액이 점차 산성으로 기우는데 이 상태가 지속되면 고혈압, 신장병, 위궤양, 천식, 암 등이 발병하게 된다. 반면, 몸과 마음을 안정시키고 휴식을 취하고 즐거움을 느끼면서 많이 웃으면 체액은 알칼리성으로 변한다. 따라서 채소를 먹고, 많이 웃고, 숲속을 거닐며 신선한 공기를 마시고, 풍욕과 냉온욕을 매일 꾸준히 하면 암 예방과 치료에 큰 도움이 될 것이다.

건식 사우나, 족욕, 고주파 온열치료로 체온 올리기

암세포는 열에 약한 특성이 있기에 건강을 회복하고 암을 치유하기 위해서는 심부체온을 높이는 노력을 해야 한다. 심부체온이란 피부 쪽의 체온이 아니라, 몸 깊은 곳의 체온을 말한다. '오장육부의 체온'이라고 표현할 수 있다.

심부체온이 떨어지면 면역력이 떨어지고 암세포가 활개를 친다. 심부체온이 1℃ 떨어지면 면역력이 30% 떨어지고, 심부체온이 1℃ 올라가면 면역력은 급격하게 상승한다. 면역력은 저체온에서는 제 기능을 못 하지만, 36.5~37.5℃의 정상체온에서는 림프구가 작동해 면역력이 발휘된다. 암세포를 잡는 NK세포의 활성도가 올라간다는 의미이다. 따라서 평소에는 건식 사우나와 족욕을 통해서 심부체온을 올리고 고주파 온열치료를 병행하면 치료 효과를 높일 수 있다.

열이 암세포를 공략

온열요법으로 치료 효과를 보려면 심부체온을 올리는 방법과 암세포가 모여 있는 곳에 효과적으로 열을 전달하는 방법이 동시에 이루어져야 한다. 심부체온을 올리는 방법은 명상, 호흡, 족욕, 반신욕, 뜸, 걷기 운동, 안마, 도수치료가 있으며 핫 팩을 배에 붙이는 방법도 있다. 그리고 따뜻한 음식을 천천히 먹고 마시며, 찬 성질의 음식은 피해야 한다. 이렇게 심부체온을 올리는 방법과 습관을 유지한 상태에서 부분적으로 암세포에 직접 열을 전달하는 고주파 온열치료를 하면 암 치료에 큰 도움을 받을 수 있다.

건식 사우나와 족욕, 반신욕은 심부체온을 올리는 효과적인 방법이다. 열이 나면 우리 몸의 체온 중추는 열을 식히기 위해 혈관을 확장한다. 혈관이 확장되면 혈액 순환이 빨라져 영양분이 몸 곳곳으로 충분히 공급되고 독소와 노폐물의 배출도 원활하게 이루어진다. 또 몸이 찬 상태에서 따뜻한 곳에 들어가면 체온이 오르는데, 이때 부교감신경이 작동해 혈관이 확장되고 혈류량이 늘어난다. 20분 정도 건식 사우나와 족욕, 반신욕을 하는 것은 몸을 이런 상태로 만들기에 매우 좋은 방법이다.

특히 건식 사우나는 경직된 근육을 이완시키고 부교감신경을 활성화해 편안한 수면에 도움을 준다. 다만 20분 이상 하면 열을 발산하기 위해 교감신경이 작동하므로, 적절하게 사우나 시간을 조절해야 한다. 건식 사우나를 10분 하고 밖에 나와서 20분 정도 휴식을 취한 뒤 한두 번 더 반복하면 신진대사와 혈액 순환이 활발해지고 부교감신경이 활성화되어 소화 기능이 건강해진다. 동시에 피부도 좋아지고, 독소와 노폐물이 배출되기에 대사질환도 예방할 수 있다.

족욕은 혈액 순환과 림프 순환을 도와준다. 항암치료와 방사선치료 후에는 반드시 족욕을 하는 것이 좋다. 족욕을 하면 혈관이 확장되어 혈액이 구석구석까지 원활하게 공급되고, 백혈구의 활동성이 높아져 면역력이 잘 발휘되며, 부교감신경이 활성화되어 긴장이 풀리고 마음이 느긋해진다.

족욕법은 그리 어렵지 않다. 40℃의 물을 족욕통에 받아 20분 정도 발을 담그면 된다. 물의 양은 발을 담갔을 때 안쪽 복사뼈에서 10cm 위 정도가 적당하며, 혈액 순환 촉진을 위해서는 어성초를, 온열 치료를 위해서는 쑥을, 피로감과 불면증 해소를 위해서는 양파를 넣고 하면 효과를 볼 수 있다.

반신욕은 심장에 부담을 주지 않고 심부체온을 올리는 데 효과적인 목욕법이다. 자세한 내용은 118쪽을 참고하기 바란다.

족욕과 반신욕은 체온이 서서히 오르기에 체력 소모가 적어 암 환자에게 좋은 목욕법이다. 족욕과 반신욕이 끝난 후에는 찬물을 마시거나 찬바

람을 쐬지 말고 올린 체온을 따뜻하게 유지하는 것이 중요하다.

고주파 온열치료로 심부체온 높이기

고주파 온열치료는 암세포가 있는 부위의 온도를 집중적으로 올려서 암세포가 사멸되도록 하는 방법이다.

주파수는 저주파, 중주파, 고주파로 나눌 수 있다. 저주파는 1000Hz 이하의 전류로 말초감각신경을 자극해서 통증 치료에 주로 쓰인다. 경피신경전기자극(tens)이라 하고, 한의원에서 쓰는 전침이 여기에 해당한다. 중주파는 3000~6000Hz 범위의 전류를 간섭시켜 근육의 수축과 이완을 통해 통증을 치료한다. 이를 간섭파 치료라고 부른다.

고주파는 10만Hz 이상의 전류로 심부에 열을 투여하기 위해 이용한다. 고주파 온열치료는 두 가지 방법으로 암세포를 사멸한다. 첫 번째 방법은 42℃ 정도의 열을 암세포가 있는 곳까지 전달해 암세포를 사멸하는 기술이다. 보통 특정 부위에 열이 오르면 몸은 자동적으로 해당 부위의 혈액량을 늘려 체온을 내리는 작용을 한다. 44℃가 넘으면 우리 몸은 이를 견디지 못하고 세포와 혈관이 붕괴되기 시작하지만 암세포는 이러한 현상이 42℃에서 일어나 암세포의 DNA와 신생혈관이 차단된다. 두 번째 방법은 고주파가 가지고 있는 진동을 이용하는 것이다. 세포와 세포 사이는 수분으로 채워져 있는데 이것을 세포외액이라고 한다. 정상 세포 주변의 세포외액은 100MHz 정도의 주파수를 흡수하고 그 주파수에 반응해서 진동한다. 하지만 종양세포의 외액은 10~15MHz의 주파수를 흡수하기 때문에 암 주위에 13MHz 내외의 주파수를 주면 암세포만 진동하여 가열되고 사멸되는 효과를 볼 수 있다.

고주파 온열치료는 항암치료, 방사선치료 등의 암 표준치료를 할 때 보조적으로 할 수 있는 좋은 치료법이다. 다만 고주파 온열치료를 단독으로 하는 것보다 다른 치료와 병행할 때 효과가 더 좋다. 예를 들어, 고주파 치료로 암이 치료될 수 있는 환경을 만들어놓고 항암치료와 방사선치료를 한다면 더 좋은 효과를 볼 수 있다.

심부체온을 높이고 유지하려면 생활습관을 바로잡는 노력도 병행해야 한다. 아무거나 많이 먹고, 급하게 먹고, 과로하고, 스트레스 받고, 짜증내고, 화내는 것은 모두 심부체온을 떨어뜨리는 습관이다. 이런 생활습관을 그대로 두고 고주파 온열치료만 열심히 하는 것은 사상누각이다.

고주파 온열치료를 하면 안 되는 경우도 있다. 의사소통에 장애가 있는 환자, 인공항문인 장루가 있는 환자, 디스크 신경통으로 한 자세로 오래 누워 있기 어려운 환자, 치료 부위에 금속 물질이 삽입되어 있는 환자, 치료 부위에 상처가 있는 환자, 골수 이식을 받은 환자, 피부감각에 이상이 있는 환자 등이다. 이런 경우를 제외한다면 고주파 온열치료는 매우 효과적인 암 치료법이 될 수 있다.

뜸으로
암을 예방·치유하기

　평균수명은 늘어났으나 질병수명은 증가해서 많은 문제가 생기고 있다. 질병수명이 늘어나는 주된 이유 중 하나는 저체온이다. 암과 치매, 고혈압, 당뇨병, 고지혈증과 같은 질병도 저체온과 관련이 있다. 체온이 떨어지면 몸속에 쌓인 독소나 노폐물을 배출하는 힘이 약해지고, 혈관이 수축해 혈액 순환이 나빠지면서 장기나 조직의 면역 기능이 떨어지고 노화 현상이 빠르게 진행된다. 체온이 상승하면 혈액 순환이 개선되면서 면역력이 강화되어 다양한 질병을 예방할 수 있고 암이 생겨도 이겨낼 수 있는 에너지가 생기니, 정상체온의 유지는 암 치료와 인체 건강의 핵심이다.

체온을 높이는 가장 좋은 방법이 뜸 뜨기이다. 뜸은 경혈 부위에 열을 가해 체온을 빠르게 상승시킨다.

본래 뜸은 '뜸들이다'에서 유래된 말로 '적당한 온도에서 오랜 시간 열을 가한다'는 의미이며, 뜸을 뜻하는 한자 '灸(구)'는 '오랠 구(久)'에 '불 화(火)'가 합쳐진 말로, '오랫동안 불을 지피다'는 의미를 담고 있다.

뜸을 뜨는 방법은 '직접뜸'과 '간접뜸'이 있다. 직접뜸은 짧은 시간에 피부에 강한 열 자극, 즉 화상을 생기게 해서 질병을 치료하고, 간접뜸은 피부에 약한 열을 장시간 주어 만성질환의 예방과 치료는 물론 양생, 재발 방지에 유용하다. 직접뜸은 화상의 위험과 화상으로 인한 이중감염의 위험이 있어서 요즘은 간접뜸을 더 선호하는 편이며, 암에는 간접뜸이 좋다.

간접뜸은 오랜 시간 열을 가하니 시술 도중에 냄새와 연기가 발생하고, 자칫 화상이 생길 수도 있다. 이런 단점과 불편함을 해소하면서 효과를 극대화한 간접뜸을 대한경락진단학회와 별뜸연구소가 협력해 개발한 것이 '별뜸(간접구)'이다. 별뜸은 인체 부위별로 편리하고 안전하게 뜸을 뜰 수 있으며, 기존 뜸보다 오랜 시간에 걸쳐 열기를 인체 깊숙이 전달하는 장점이 있다. 별뜸으로 기혈의 흐름을 정상화하고, 장기의 냉기를 제거하고, 체온을 올려서 면역 기능과 자연치유력을 극대화하면 암의 예방과 치료에 큰 도움이 된다.

암의 주요 원인과 유형별 뜸 치료법, 암 치료에 도움이 되는 경혈에 대해 살펴보자.

뜸 뜨는 법과 주의할 점

암(癌)이라는 글자는 '바위 암(岩)'과 '병들어 기댈 역(疒)'을 합친 글자로 바위처럼 딱딱한 병이라는 뜻이다. **암은 몸의 차가운 부분에서 주로 냉기로 인해 발생하기에 암의 예방과 치료에는 체온을 올리는 것이 최고의 방법이다.**

간접뜸은 뜨고 나면 땀이 나거나 체온이 상승하여 혈색이 달라지고 몸이 가벼워지는 효과가 있으니 만성질환과 암 치료에 주로 많이 활용한다. 뜸을 뜨는 부위는 적게 하고, 뜸 뜨는 시간은 30분 이상에서 1시간 이내가 좋다. 간접뜸을 하고 3시간 지나서 샤워하는 것이 좋다.

암의 주요 원인별 뜸 치료법

■ 피로 누적으로 인한 노권과 방로과다로 암이 발생하는 경우

만성피로와 과도한 성행위로 원기가 부족해지고 피로가 쌓이면 주로 하반신의 신장, 방광, 대장, 소장, 자궁, 난소, 전립선 등의 기관이 약해진다. 이 상태에서 혈액 순환이 제대로 되지 않아 냉해지면 해당 부위에 암이 발생할 수 있다.

● 발생하는 암

주로 복부의 하부에 위치한 장기에서 신장암과 방광암, 대장암, 소장암이 발병하고, 여성은 자궁암과 난소암, 남성은 전립선암 등이 발생할 수 있다.

● 뜸 치료 부위

배 부위 하부, 등 부위 하부, 명문혈, 아랫배의 관원혈, 용천혈

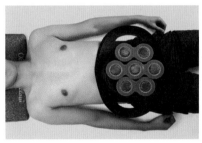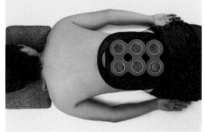

● 뜸 효과

뜸으로 신장, 방광, 대장, 소장, 자궁, 난소, 전립선 등의 기능을 강화하고 하복부의 혈액 순환을 개선하면 허약해진 하반신의 에너지가 보강되고 냉기가 제거되고 기혈의 흐름과 독소 배출이 원활해져 암 예방과 치료에 도움을 줄 수 있다.

■ 요동치는 감정으로 인한 칠정 손상으로 암이 발생하는 경우

정신적인 스트레스로 인해 감정이 요동치고 기혈의 흐름에 문제가 생기면 상반신의 심장, 폐, 유방, 머리 부위의 기관이 약해진다. 이 상태에서 혈액 순환이 제대로 되지 않으면 해당 부위에 암이 발생할 수 있다.

● 발생하는 암

주로 복부의 상부에 위치한 장기에서 심장암과 폐암, 유방암이 생길 수 있고, 머리 부위에서 구강암, 설암, 뇌암 등이 생길 가능성이 많다.

● 뜸 치료 부위

배 부위 상·하부, 등 부위 상부, 대추혈, 전중혈과 거궐혈, 노궁혈

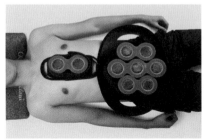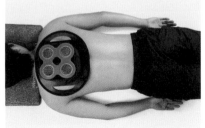

● 뜸 효과

뜸으로 심장과 폐, 머리 부위의 기능을 강화하고 혈액 순환을 개선하면 허약해진 상반신의 에너지가 보강되고, 기혈의 흐름과 독소 배출이 원활해져 암 예방과 치료에 도움을 줄 수 있다.

■ 나쁜 식습관으로 인한 식적으로 암이 발생하는 경우

음식의 무절제한 섭취로 인해 기혈의 흐름에 문제가 생기면 복부의 중앙에 위치한 위, 간, 췌장, 비장, 담낭 등의 기관이 약해지고 혈액 순환이 제대로 되지 않아 해당 부위에 암이 발생할 수 있다.

● 발생하는 암

주로 복부의 중앙에 위치한 장기에서 위암, 간암, 췌장암, 비장암, 담낭암 등이 생길 가능성이 많다.

● 뜸 치료 부위

배 부위 하부·중부, 등 부위 중부, 족삼리혈, 중완혈

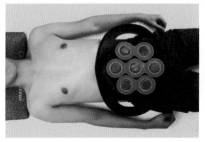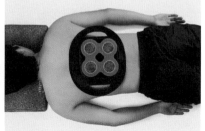

● 뜸 효과

뜸으로 위, 간, 췌장, 비장, 담낭의 기능을 강화하고 혈액 순환을 개선하면 허약해진 복부 중앙의 에너지가 보강되고, 해당 부위의 냉기가 제거되며, 기혈의 흐름과 독소 배출이 원활해져 암 예방과 치료에 도움을

줄 수 있다.

암 치료에 도움이 되는 뜸 경혈점

뜸은 머리의 백회혈, 발바닥의 용천혈, 배의 12모혈, 등의 12수혈 등 총 26혈에 주로 뜬다. 인체가 건강하려면 머리에서 발까지, 복부와 등의 경혈이 잘 소통되고, 장부와 경락이 서로 잘 통해야 한다. 즉 상하전후로 장부와 경락이 잘 통해야 질병이 예방·치료된다.

그러기 위해서는 경혈점을 자주 자극해야 한다. 전문의로부터 뜸이나 침 요법을 받는 것이 가장 좋지만, 가정에서 간단히 손으로 꾹 누르거나 앞이 부드러운 볼펜이나 작은 봉으로 자극하는 것만으로도 큰 효과를 볼 수 있다. 마사지를 할 때는 가볍게 혈을 30초가량 부드럽게 문지른다.

암의 예방과 치료에 도움이 되는 경혈점들을 소개한다.

■ **백회혈** : 전신 암과 뇌암, 구강암, 설암에 유효

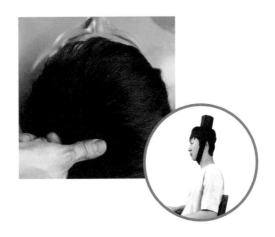

백회혈은 정수리 부위에 있는 '모든 경락이 모이는 곳'이며, 인체 전반을 조율한다. 백회혈에 뜸을 뜨거나 자극하면 온몸의 혈액 순환을 촉진해 전신의 생체에너지가 활성화되어 전신 암과 뇌암, 구강암, 설암 회복에 도움이 된다.

- **효과** : 머리가 맑아지고, 정신이 안정되며, 전신의 혈액 순환이 촉진된다.
- **위치** : 인체의 정중선과 두 귀를 연결하는 선이 교차하는 부위
- **개선** : 모든 유형의 암에 효과가 있으며, 정신적 스트레스와 만성피로, 과도한 성생활, 담음, 식적, 어혈에도 좋다.

■ **전중혈** : 스트레스로 인한 폐암, 유방암에 유효

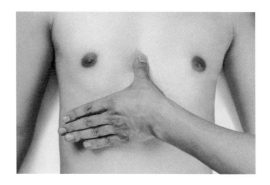

　전중혈에 뜸을 뜨면 스트레스로 인한 심화(火)의 에너지를 아래로 하강시키고 답답하게 맺힌 가슴의 울증과 스트레스를 완화시킬 수 있어서 스트레스로 인해 발생하는 폐암, 유방암의 회복에 도움이 된다.

- **효과** : 호흡계와 순환계의 기능이 조절되고 가슴의 답답함이 완화된다.
- **위치** : 좌우 유두를 연결한 선의 한가운데
- **개선** : 칠정 손상으로 암이 생기는 경우에 효과가 있으며, 담음과 어혈에도 효능이 있다.

■ **중완혈** : 식적으로 인한 위암, 간암, 췌장암에 유효

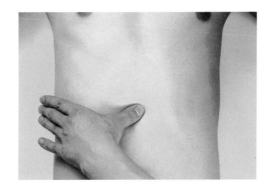

중완혈은 오장육부의 기가 모이는 혈자리로 위장 기능을 조절하는 데 가장 중요한 경혈이다. 특히 소화기 질환과 관련해서는 그 가치가 매우 크다고 할 수 있다. 중완혈에 뜸을 뜨면 소화불량과 관련된 모든 질환을 개선할 수 있고, 식적으로 발생하는 위암, 간암, 췌장암, 비장암, 담낭암 회복에 도움이 된다.

- **효과** : 위염, 위궤양, 위하수증, 급성 장경색, 위통, 구토, 헛배 부름과 설사, 변비, 소화불량을 완화한다.
- **위치** : 복부 한가운데 선에서 배꼽 위 4촌(약 12cm) 되는 지점
- **개선** : 식적으로 생기는 암에 효과가 좋으며, 식적과 어혈에도 효능이 있다.

■ **관원혈** : 노권, 방로과다로 인한 신장암, 방광암, 대장암, 자궁암 등에 유효

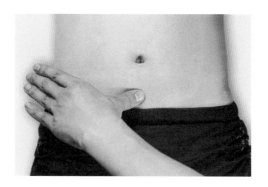

관원혈은 에너지를 보충해주고 생식기와 비뇨기의 기능을 개선하는 데 도움을 주는 경혈이다. 관원혈에 뜸을 뜨면 신장 기능이 개선되어 양기가 활성화되고 원기가 보강되어 자연치유력이 높아진다. 남성의 전립선과 여성의 자궁 기능이 개선되고, 만성피로와 방로과다로 발생하는 신장암, 방광암, 대장암, 소장암, 자궁암, 난소암, 전립선암의 회복에 도움이 된다.

- **효과** : 배의 하부가 냉하거나 원기가 약해서 생기는 생식기 및 비뇨기의 기능을 활성화한다.
- **위치** : 배꼽 아래로 3촌(약 9cm) 정도 떨어진 곳
- **개선** : 만성피로인 노권과 방로과다로 생기는 암에 효과적이고, 담음과 어혈에 효능이 있다.

■ **족삼리혈 :** 식적으로 인한 위암, 간암, 췌장암에 유효

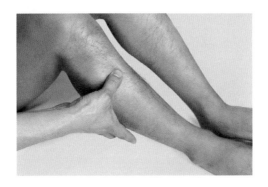

족삼리혈은 위장 경락의 대표적인 혈자리로 소화기 질환과 면역력 강화에 효과적이다. 족삼리혈에 뜸을 뜨면 위장 기능이 활성화되고 비위를 튼튼하게 하여 소화불량, 복통, 변비, 설사 등이 개선되고, 고혈압과 당뇨병, 중풍, 암 등 만성질환에 효과가 있다. 특히 식적으로 발생하는 위암, 간암, 췌장암, 비장암, 담낭암 회복에 도움이 된다.

- **효과 :** 위의 기능을 개선해 위를 튼튼하게 하고 헛배 부름 또는 몸이 야위거나 다리가 아픈 증상에 좋다.
- **위치 :** 슬개골에서 네 손가락 밑 지점으로 경골(脛骨) 외측에서 엄지손가락 가로 폭만큼의 거리
- **개선 :** 식적으로 생기는 암에 효과가 좋으며, 담음과 어혈에 효능이 있다.

■ **거궐혈** : 스트레스로 인한 칠정 손상으로 생긴 폐암, 유방암에 유효

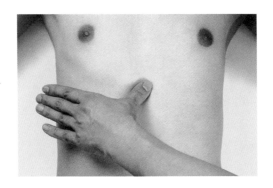

거궐혈은 맑은 기가 상승하고 탁한 기가 아래로 내려가는 요충지로, 거궐혈에 뜸을 뜨면 기혈 순환이 원활해지고 몸과 마음이 편안해져 스트레스로 인한 칠정 손상으로 인해 발생하는 폐암, 유방암의 회복에 도움이 된다.

- **효과** : 심장, 심혈관 순환을 활성화하고, 심장의 열을 떨어뜨리고, 폐 호흡도 편안해진다.
- **위치** : 배의 가운데 선에서 배꼽 위로 6촌(약 18cm) 되는 지점
- **개선** : 칠정 손상으로 암이 생긴 경우에 효과가 있으며, 담음과 어혈에도 효능이 있다.

■**명문혈** : 노권과 방로과다로 인한 소장암, 신장암, 자궁암, 전립선암 등에 유효

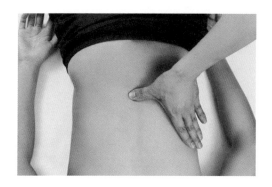

　명문(命門)은 '생명의 문'이라는 뜻이다. 명문혈에 뜸을 뜨면 신장 기능과 장 기능이 개선되어 생체에너지를 위로 상승시키므로 노권과 방로과다로 발생하는 신장암, 방광암, 대장암, 소장암, 자궁암, 난소암, 전립선암의 회복에 도움이 된다.

- **효과** : 배의 하부가 냉하거나 원기가 약해서 생기는 생식기 및 비뇨기의 기능을 활성화한다.
- **위치** : 배꼽 아래로 3촌(약 9cm) 정도 떨어진 곳
- **개선** : 노권과 방로과다로 생기는 암에 효과적이고, 담음과 어혈에도 효능이 있다.

■ 대추혈 : 스트레스로 인한 칠정 손상으로 생긴 폐암, 유방암에 유효

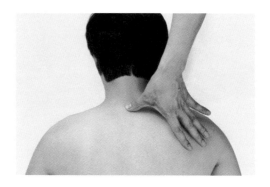

대추혈에 뜸을 뜨면 혈액 순환을 촉진하고, 면역력을 높여주며, 정신을 맑게 해준다. 또한 스트레스 해소 및 정신적 안정에 도움을 주며, 몸의 과도한 열을 내리거나 냉증을 치료하는 데에도 효과가 있다.

- **효과** : 폐와 심장의 순환을 활성화하고, 심장의 열을 떨어뜨리고, 폐 호흡도 편안해진다.
- **위치** : 고개를 앞으로 숙였을 때 목 뒤 가장 튀어나온 뼈 바로 아래
- **개선** : 스트레스로 인한 칠정 손상으로 생긴 폐암, 유방암의 회복에 도움이 된다.

■ **노궁혈** : 스트레스로 인한 칠정 손상으로 생긴 폐암, 유방암에 유효

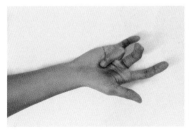 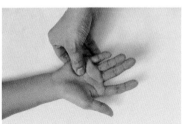

노궁혈은 심장의 열을 식히고 마음을 안정시키는 기능이 있다. 노궁혈에 뜸을 뜨면 마음의 불안과 스트레스로부터 오는 긴장감이 해소되며, 불면증과 우울증, 공황장애 등의 정신적 증상이 완화된다. 또한 스트레스로 인한 열을 내리고, 특히 손발과 가슴에서 열이 나는 오심열(五心熱)의 치료에 도움이 된다.

- **효과** : 폐와 심장의 순환을 활성화하고, 심장의 열을 떨어뜨리고, 폐 호흡도 편안해진다.
- **위치** : 가볍게 주먹을 쥐었을 때 약지 끝이 닿는 곳
- **개선** : 스트레스로 인한 칠정 손상으로 생긴 폐암, 유방암의 회복에 도움이 된다.

■ 용천혈 : 노권과 방로과다로 생긴 소장암, 신장암, 자궁암, 전립선암 등에 유효

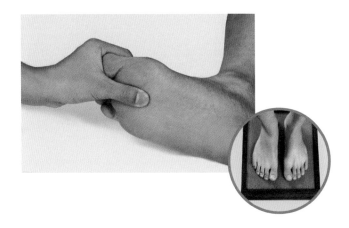

용천혈은 우리 몸의 기운이 시작되는 곳이다. 체내 에너지를 순환시키는 중요한 자리이며, 특히 신장 기운을 도와주는 혈자리이다. 용천혈에 뜸을 뜨면 신장 기능이 강화되고 면역력이 상승되어서 정력이 좋아지고 피로가 사라진다. 손발 저림과 냉증에 효과가 있으며 두통, 어지럼증, 고혈압의 개선에도 도움이 된다.

- **효과 :** 다리나 배의 하부가 냉하거나 원기가 약해서 생기는 생식기 및 비뇨기의 기능을 활성화한다.
- **위치 :** 발바닥 중심선 앞에서 3분의 1 부위, 제2·3중족골 사이
- **개선 :** 노권과 방로과다로 생긴 암에 효과적이고, 담음과 어혈에도 효능이 있다.

암으로 인한 불안에 대처하는 가장 강력한 방법은 '실천'이다

암세포는 우리 몸에서 하루에 5000개에서 1만 개 정도가 정상적으로 생겼다가 없어지곤 한다. 정상적인 몸에서 이 정도의 암세포는 인체에 나쁜 영향만 주지는 않는다.

사실 우리 몸은 전쟁터와 크게 다르지 않다. 암세포만 놓고 봐도 매일 암세포가 생기고, 매 순간 암세포와 싸우며, 그로 인해 생기는 독소와 노폐물을 끊임없이 배출하기 때문이다. 그렇기에 임계점을 넘어서기 전까지 암세포는 암조직으로서의 영향력을 미치지 못하고 늘 제어된다. 그만큼 우리 몸은 매일 암세포와의 싸움에서 이길 만큼 매우 강하다. 하지만 무절제한 식습관, 잘못된 생활습관과 스트레스로 인해 면역력이 저하되면 사라져야 할 암세포가 사라지지 않고, 최소 5년에서 10년 이상의 기간 동안 인체의 다양한 부위에 축적된다. 그렇게 10억 개의 암세포가 모여 0.5~1cm의 종양을 형성하면 육안으로 관찰 가능한 수준이 되어 병원에서 악성종양, 즉 암이라는 진단을 듣게 된다. 이 말은 '지금은 내가 암 환자가 아닐지라도 언제든 암 환자가 될 수 있다'는 의미이다. 하지만 5~10년의 기간 동안 암세포가 더 자랄 수 없는 몸을 만들면 암은 성장을 멈출 것이고, 관리를 잘하면 얼마든지 암에서 벗어날 수 있다.

그런데 암 진단을 받으면 대부분의 사람들은 눈앞이 캄캄하고 하늘이 무너지는 두려움에 휩싸여서 이성적인 판단을 하지 못하는 경우가 대부분이다. 암과의 전쟁에서 중요한 건 어떤 무기를 가지고 있느냐다. 녹슨 칼로 싸우는 군대와 최첨단 무기를 두루 갖춘 군대는 비교 자체가 불가능할 것이다. 영양 섭취가 부실해서 체력이 떨어진 군인과 영양을 골고루 충분히 섭취해 체력이 좋은 군인은 싸움을 하기 전부터 그 결과가 뻔하다.

암세포를 반드시 물리치는 전쟁의 법칙

서양의학은 수술, 약물, 방사선이라는 무기가 있다. 이는 암세포에게 타격을 입히지만 환자의 몸속 정상 세포에도 치명적인 피해를 입힌다. '너 죽고 나 죽자'며 싸우는 격이다. 그 피해가 암세포에 가해지는 피해보다 상대적으로 적으면 환자는 살 수 있겠지만, 그 성공률은 누구도 예측할 수 없고, 성공 가능성을 높이는 공식적인 방법도 존재하지 않는다. 심지어 서양의학의 항암치료를 받기 시작하면 음식 섭취에 장애가 생기고 운동할 기력조차 없어지면서 면역력을 강화하는 '음식과 운동'이라는 최후 수단마저 **빼앗겨버린다**. 미국의 저명한 명상가인 마이클 버나드 벡위스(Michael Bernard Beckwith)는 이런 말을 했다.

현대 사회의 보건의료 시스템은 병들어 있다. 의사와 보험회사는 기본적으로 증상만 다룰 뿐 근본 원인에는 접근하지 못하며, 많은 경우 환자를 온전한 인간으로 다루지 않는다. 그들은 증상에 따라 약을 주는데 거기에는 부작용이 따른다. 그래서 악순환이 반복된다. 독이 더 쌓이고 질병이 더 생기고 건강 상태는 더 나빠진다.

물론 서양의학의 치료법은 급성질환에는 아주 훌륭한 도구이지만, 암과 같은 만성질환에는 결코 유용한 무기가 아니다.

하지만 한의학의 치료법은 정반대이다. 몸에 부작용이 거의 없는 침, 뜸, 자연 약재로 만든 한약으로 싸운다. 여기에 음식과 운동을 더하면 면역력까지 암세포와의 전쟁에 가세한다. 《손자병법》에 나오는 선승구전(先勝求戰), 즉 '이미 승리하는 조건을 갖추고 하는 전쟁'이 되는 셈이다.

뿐만 아니라 한의학 치료법은 질병을 가리지 않고 치유 효과를 발휘한다. 한의학에서 '암을 이기는 방법'은 곧 '당뇨병과 고혈압을 이기는 방법'이며 '혈액과 혈관 질환을 이기는 방법'인 동시에 '저체온과 비만을 이기는 방법'이다. 우리 몸에 있는 건강 원리, 즉 자연치유력을 극대화하는 과정이기 때문에 모든 질병에 동시에 적용되고, 그 결과 면역력을 최상으로 끌어올린다.

초고령 사회에서 더 늘어나는 암에 대한 불안

인간은 태어나면 죽고, 생로병사는 진리다. 늙고 병이 들면 치매나 암으로 죽는 경우가 대부분이다. 지금까지 연구된 바, 치매는 늦추는 것 이외에는 다른 방법이 없다. 하지만 암은 얼마든지 완치될 수 있는 질병이다. 나이가 들어 몸이 노화되면 질병이 오는 것은 어쩌면 당연할 수도 있다. 그러니 암으로 진단을 받더라도 그렇게 두려워하거나 놀라지 말고, 이성적인 사고와 판단을 놓치지 않아야 한다.

현대 물리학의 새로운 패러다임인 양자물리학이나 후성유전학은 '암 치료에서 마음과 감정의 문제가 훨씬 더 중요하다'는 사실을 밝혀냈다. 하지만 불행하게도 서양의학으로 독한 항암치료를 받으면 암 환자의 마음과 감정은 더욱 흔들린다. 암으로 진단을 받으면 건강염려증을 덤으로 얻게 되는 꼴이다. 이것은 단순히 심리적인 문제에 그치지 않고, 암을 더 악화시킬 수 있다. 과도한 불안과 걱정이 심리적·육체적 스트레스로 작용하기 때문이다.

불안에 대처하는 가장 강력한 방법은 불안의 원인을 제대로 파악해 제거하는 것이다. 이 책은 암 환자의 불안을 제거하는 데 필요한 구체적인 실천 가이드이자 암에 관한 전략서다. 특히 일상에서 마음을 안정시키고 여러 한의학 치료법만 실천해도 얼마든지 암을 극복하고 암에서 자유로운 삶을 살 수 있다.

본문에서 상세히 밝힌 것처럼, 이제 암은 더 이상 저승사자가 아니다. 암에 대해 제대로 모르기 때문에 두려운 것이고 판단력이 흐려지는 것이다. 이제 이 책을 통해 대학병원의 암 3대 표준치료의 실상을 바로 알길 바란다. 그리고 자신의 암 발병 원인을 정확히 파악하고, 그 원인을 제거하고 치료하는 법을 스스로 직접 결정해야 한다.

'내가 만든 암은 내가 고치겠다'는 마음으로 건강한 생활습관들을 매일 실천하면서 자신의 몸을 관찰해보자. 어제보다 오늘이 더 활력 넘칠 것이며, 한 해 한 해가 지나도 체력의 저하가 그다지 심하게 느껴지지 않을 것이다. 그러면 병원에 갈 일이 점차 줄어들고 내 몸은 더 강하게 암세포와 싸울 수 있는 정예 군대가 될 수 있다.

이 책이 암에 대한 두려움 없이 건강하게 살기를 바라는 모든 이에게 도움이 되길 기대하며, 암 환자에게는 제2의 인생을 찾는 데 실용적인 지식이 되길 바란다.

_ 선재광, 이혁재

참고 자료

1) 양금덕, '과잉 진단, 치료 아닌 병 유발… 제약·병원·정부 모두의 탓', 청년의사, 2014년 6월 27일

2) 양금덕, '비싼 항암제가 다 효과적인 건 아니다?', 청년의사, 2017년 6월 30일

3) 문윤희, '건약, 항암제 높은 가격, 제약사 담합 때문', 뉴스더보이스헬스케어, 2022년 10월 25일

4) 김병희, '면역 시스템, 마음과 행동에도 영향 미친다', 더사이언스타임즈, 2020년 9월 17일

5) 김성환, '한국 암 환자들의 특성은 다른 나라 사람들에 비해 근심과 걱정이 많다는 것', 클리닉저널, 2019년 5월 10일

6) SY Kye, KH Park., Suicidal ideation and suicidal attempts among adults with chronic disease : A cross-section Study, Comprehensive Psychiatric, 73, 160~167, 2017

7) 이기옥, '[명의의 건강 비결] 암을 이긴 의사 김선규 박사', 건강다이제스트, 2016년 9월 20일

8) 종양학 NCCN 임상 실무 지침(NCCN clinical practice guidelines in oncology), 뉴잉글랜드 의학 저널(New England Joournal of Medicine), 내과학 저널(Journal of Internal Medicine), 임상종양학 저널(Journal of Clinical Oncology) : '암 재발률 실제로 걱정할 정도일까', 암스쿨, 2021년 2월 19일에서 재인용

9) 박대진, '암 병원 홍수의 어두운 그림자', 데일리메디, 2014년 10월 13일

10) 박정연, '폐암·갑상선암·대장암 등 근거 없는 과잉 건강검진 많다', 동아사이언스, 2022년 11월 2일 (요약된 발언의 발언자들은 명승권 국립암센터 대학원장, 차재명 강동경희대병원 교수, 최윤정 국립암센터 교수, 이재호 서울성모병원 교수)

11) 이경록·신동환, '고려시대의 의료 제도와 그 성격', 의사학(醫史學) 제10권 제2호(통권 제19호), 대한의사학회

12) 방성혜, 《조선, 종기와 사투를 벌이다》, 시대의 창, 2012년 7월 25일

13) 김대영, '서양의학이 만능이라는 것은 환각에 지나지 않는다', 한의신문, 2015년 6월 12일

14) 윤해창, '말기암 환자에서 한의학적 완화치료법 현황에 대한 체계적 문헌 고찰 (Literature analysis on Korean medicine—based palliative medicine for cancer patients of terminal stage)', 대전대학교, 2017년

15) 방선휘 · 유화승 · 이연월 · 조종관, '암 환자의 침 치료 금기증에 대한 고찰(Review of Contraindications for Oncology Acupunctur)', 대한암한의학회지 제16권 2호

16) 암 스쿨, '[설문 특집] 일반인과 암 완치자들, 삶의 만족도 누가 더 높을까?', 2020년 7월 24일

17) Medical and Editorial Content Team, 'Managing Cancer as a Chronic Illness', The American Cancer Society, January 14, 2019.

18) 이창진, '한의학, 설명할 수 없는 효과 있다', 메디컬타임즈, 2012년 2월 14일

19) Jinkyung Park, Dahee Jeong, Meeryoung Song, and Bonglee Kim, 「Recent Advances in Anti—Metastatic Approaches of Herbal Medicines in 5 Major Cancers: From Traditional Medicine to Modern Drug Discovery」, Antioxidants (Basel). 2021 Apr; 10(4): 527. Published online 2021 Mar 27. doi: 10.3390/antiox10040527

20) Patrick Hung—Ju Kao, 'Relationship between Energy Dosage and Apoptotic Cell Death by Modulated Electro—Hyperthermia', Scientific Reports, 02 June 2020 (Article number: 8936 (2020))

21) 박지숭, '중년기에 암 진단을 받은 후 생존한 사람들의 투병 경험에 대한 질적 사례연구(A Qualitative Case Study on the Coping Experiences of Cancer Survivors in their Middle Years)', 보건사회연구(Health and Social Welfare Review) 37(2), 2017년.

참고 문헌

- 곤도 마코토, 《암 치료가 당신을 죽인다》, 한문화, 2013년

- 곤도 마코토, 《암의 역습》, 전나무숲, 2022년

- 곤도 마코토, 《약에게 살해당하지 않는 47가지 방법》, 더난출판사, 2015년

- 공동철, 《거꾸로 보는 의학 상식》, 학민사, 1998년

- 길버트 웰치, 《과잉 진단》, 진성북스, 2013년

- 김상일, 《카오스 시대의 한국 사회》, 솔, 1997년

- 김용웅, 《위대한 자연요법》, 토트, 2011년

- 나가누마 타카노리, 《장뇌력》, 전나무숲 2016년

- 노먼 커즌스, 《불치병은 없다》, 힐링타오(정신문화사), 1995년

- 니시노 호요쿠, 《암을 억제하는 항암식품의 비밀》, 전나무숲, 2024년

- 다치바나 다카시, 《암, 생과 사의 수수께끼에 도전하다》, 청어람미디어, 2020년

- 데이비드 B. 아구스, 《질병의 종말》, 청림라이프, 2012년

- 디팍 초프라, 《완전한 건강》, 화동출판사, 1994년

- 랜덜 피츠제럴드, 《100년 동안의 거짓말》, 시공사, 2007년

- 로버트 O. 영·셸리 레드포드 영, 《당신의 몸은 산성 때문에 찌고 있다》, 웅진윙스, 2007년

- 린 맥타가트, 《의사들이 해주지 않는 이야기》, 허원미디어, 2011년

- 마쓰다 야스히데, 《면역력을 높이는 장 건강법》, 조선일보사, 2005년

- 마이클 머레이, 《당신의 의사도 모르는 11가지 약의 비밀》, 다산초당, 2011년

- 버나드 라운, 《치유의 예술을 찾아서》, 몸과마음, 2003년

- 브라이언 페스킨·아미드 하비브, 《암의 비밀을 밝히다》, 푸른솔 2009년

- 선재광, 《쑥뜸, 생명의 빛》, 동도원, 2008년
- 선재광, 《암 고혈압 당뇨 잡는 체온 1도》, 다온북스, 2015년
- 선재광, 《피 해독으로 만성질환 치료하기》, 전나무숲, 2021년
- 셔윈 널랜드, 《몸의 지혜》, 사이언스북스, 2002년
- 수잔 손택, 《은유로서의 질병》, 이후, 2002년
- 수제인 소머스, 《암을 고치는 미국 의사들》, 북스타, 2015년
- 아보 도루, 《면역학 강의》, 물고기숲, 2017년
- 아보 도오루, 《면역습관》, 전나무숲, 2007년
- 아보 도오루, 《암은 스스로 고칠 수 있다》, 중앙생활사, 2003년
- 아보 도오루, 《암은 혈액으로 치료한다》, 양문, 2003년
- 아보 도오루 · 후나세 순스케 · 기준성, 《암 혁명》, 중앙생활사, 2012년
- 안덕균, 《임상 한약 대도감》, 현암사, 2012년
- 앤드류 와일, 《자연치유》, 정신세계사, 2005년
- 오카다 이코, 《기적의 혈액 건강법》, 평단, 2003년
- 오카다 잇코, 《피가 맑아야 몸이 산다》, 시간과공간사, 2011년
- 오카모토 유타카, 《병의 90%는 스스로 고칠 수 있다》, 스토리3.0, 2012년
- 오카모토 유타카, 《장수하는 사람은 약을 먹지 않는다》, 싸이프레스, 2014년
- 오쿠무라 코우, 《장을 클린하라》, 스토리유, 2011년
- 요시미즈 노부히로, 《암 환자를 구하는 제4의 치료》 자연과생명, 2010년
- 와타요 다카호, 《암 체질을 바꾸는 기적의 식습관》, 위즈덤스타일, 2012년

• 외르크 블레흐, 《없는 병도 만든다》, 생각의나무, 2004년

• 이시하라 유우미, 《내 몸 독소 내보내기》, 삼호미디어, 2010년

• 이시하라 유우미, 《암은 혈액으로 치료한다》, 양문, 2003년

• 이시형, 《자연치유 이시형 요법》, 도서출판 효천, 2019년

• 이타미 진로, 《기적의 암 치료 혁명》, 하남출판사, 2000년

• 조종관 유화승, 《암 전이 재발을 막아주는 한방 신치료 전략》, 가림출판사, 2009년

• 조한경, 《환자 혁명》, 에디터, 2017년

• 최옥병 박성주, 《통합의학적 암 치료 프로그램》, 건강신문사, 2012년

• 츠루미 타카후미, 《참된 암 치료의 비법》, 교학사, 2009년

• 편집부, 《류편 황제내경》, 주민출판사, 2006년

• 허준, 《동의보감》, 대성출판사, 1981년

• 후나세 순스케, 《병원 가지 않고 고치는 암 치료법》, 중앙생활사, 2011년

암 예방·치료에 도움되는 약재와 처방

본 처방은 가정에서 약재를 충분히 활용하도록 안내한 것이다. 조제법과 복용법은 아래와 같으며, 약재별 특징과 활용 약재 성분, 효능은 이어지는 내용을 참고하기 바란다.

- **조제법** : 약재를 물 1000ml에 넣고 중간 불로 달이다가 끓으면 약한 불로 줄여서 10분 정도 우린다.
- **복용법** : 100ml씩 매일 아침과 저녁 식후에 복용한다.

01 건칠 乾漆

어혈 제거로 각종 암에 효과

옻나무에 상처를 내면 흘러나오는 수액을 생옻이라 하고, 이것을 건조한 것이 건칠이다. 막 나온 수액은 투명하지만, 공기에 노출되는 순간 산화 효소의 작용으로 검게 변한다. 모양이 가지런하고 색이 검고 칠 냄새가 강한 것이 품질이 좋다.

- **기미** : 맛은 맵고, 성질은 온화하며, 약간의 독성이 있다. 십이경락 중 간경, 비경으로 들어간다.
- **효능** : 어혈 제거와 살충 작용으로 여성의 어혈성 월경폐색, 징가, 적취를 치료하고 장내 기생충을 없앤다.
- **간암, 폐암, 위암, 식도암, 골수암, 유방암, 신장암에 좋은 처방** : 건칠 10g, 선학초 10g, 울금 10g, 지각 10g, 백반 5g, 오령지 5g
- **뇌암에 좋은 처방** : 건칠 10g, 천궁 15g, 백개자 15g, 오령지 10g, 곤포 10g, 해조 10g, 마황 3g, 부자 3g, 세신 3g

---

02 계지 桂枝

각종 암의 통증 억제에 효과

보통 계피와 혼동되지만, 맛과 약성에서 차이가 있다. 특이한 향을 가지고 있으며, 계피보다 덜 자극적이고, 강한 매운맛이 나지 않는다. 양기를 강하게 하고, 각종 균과 바이러스를 억제하는 작용을 한다.

- **기미** : 맛은 맵고 달고, 성질은 온화하다. 인체의 12경락 중 방광경, 심경, 폐경으로 들어간다.
- **효능** : 해열, 온경 작용을 한다. 경락을 잘 소통케 하고 감기로 인한 발열과 발한, 사지마비동통, 수족 냉증, 월경통, 징가, 협심증, 가슴 두근거림, 담음, 소변불리에 효능이 있다.
- **위암, 식도암, 폐암, 간암의 통증에 처방** : 계지 20g, 작약 50g, 당귀 30g, 감초 20g, 대추 10g, 목통 10g, 세신 10g, 황귀 10g, 산약 10g

03 고삼 苦蔘

열을 내려주어 자궁암, 대장암, 간암에 효과

맛이 매우 쓰기 때문에 '고삼'이라 불리며, 뿌리가 흉칙하게 구부러져 있어서 '도둑놈의 지팡이'라고도 불렸다. 과거 민간에서는 변소에 넣으면 구더기가 성장할 수 없다고 전해졌을만큼 살충력이 강하다.

- **기미** : 맛은 쓰고, 성질은 차다. 십이경락 중 심경, 폐경, 신경, 대장경으로 들어간다.
- **효능** : 해열, 조습의 효과가 있다. 이질, 변혈, 황달, 대하, 피부 가려움증에 유효하다.
- **자궁암, 대장암, 간암, 백혈병에 좋은 처방** : 고삼 15g, 복령 20g, 택사 20g, 견우자 20g, 백출 20g, 진피 15g, 당귀 15g, 차전자 15g, 작약 10g, 후박 10g, 대복피 10g
- **간경화로 인한 복수에 좋은 처방** : 고삼 15g, 복령 20g, 택사 20g, 견우자 20g, 백출 20g, 진피 15g, 당귀 15g, 자충 15, 차전자 15g, 작약 10g, 후박 10g, 대복피 10g

04 곡기생 槲寄生

독성이 없고 기관지암에 효과

참나무, 밤나무 등에 기생하며 자라는 '기생초'의 일종이다. 겨우살이이기 때문에 겨울에 채취해 말려서 사용한다. 나무에 매우 단단하게 붙어 있어 채취에 곤란을 겪기도 한다. 새의 배설물을 통해서 씨앗을 전파한다.

- **기미** : 맛은 쓰고 달며, 성질은 평이하다. 십이경락 중 간경, 신경으로 들어간다.
- **효능** : 간과 신장의 기능을 활성화한다. 혈압 강하 및 항염, 항암 작용을 한다.
- **기관지암에 좋은 처방** : 곡기생 30g, 진피 20g

05 교고람 絞股藍

암의 재발 및 전이 억제에 효과

가격이 저렴하면서도 사포닌을 다량 함유하고 있는 덩굴성 식물이다. 일부에서는 '남동 인삼'으로 불린다. 연구에 따르면 교고람 사용 후 암의 재발 및 전이가 유의미하게 감소하고, 사망률도 감소했으며, 면역 기능을 개선한 것으로 나타났다. 서양의학에서도 각종 약의 재료로 쓰인다.

- **기미 :** 맛은 쓰고 약간 달며, 성질은 서늘하다. 십이경락 중 폐경, 비경, 신경으로 들어간다.
- **효능 :** 항암 및 해열, 해독 작용을 하고, 신체 허약을 보강한다. 간염 · 위장염 · 기관지염에 유효하다.
- **위암, 간암, 자궁암, 유선암에 좋은 처방 :** 교고람 20g, 백출 10g, 삼릉 10g, 아출 10g, 작약 10g, 진피 2g, 육계 2g

06 과체 瓜蒂 (참외 꼭지)

열을 다스리는 탁월한 능력으로 간암에 효과

덜 익은 참외를 따서 꼭지를 잘라 그늘에 말리면 약용으로 사용이 가능하다. 응급약품으로 사용될 정도로 그 효과가 빠르다. 《동의수세보원(東醫壽世保元)》에는 '태음인은 갑자기 중풍에 걸리는 일이 있으니, 만약 가슴이 막힌 듯한 소리가 나면서 눈을 부릅뜨는 자는 마땅히 과체를 가루 내서 써야 한다'고 기록되어 있다.

- **기미 :** 맛은 쓰고, 성질은 차며, 독성이 있다. 십이경락 중 간경, 비경, 위경으로 들어간다.
- **효능 :** 황달을 제거하고, 급성 간염과 중풍으로 인해 가래가 기도를 막아서 나타나는 호흡 곤란과 복부 창만, 동통을 치료한다.
- **원발성 간암에 좋은 처방 :** 과체 3g, 인진 20g, 강황 20g, 백출 8g, 택사 8g

07 구기자 枸杞子

몸을 따뜻하게 하고 지방간 제거에 효과

만성피로를 풀어주고 몸에 활력을 주는 약재로 하수오, 인삼과 함께 '명약'의 반열에 올라 있다. 장기간 먹으면 간세포가 재생되고 혈액 순환에 도움을 주는 것으로 알려져 있다. 성기능장애에도 효과가 있다.

- **기미 :** 맛은 달고, 성질은 평이하다. 십이경락 중 간경, 신경, 폐경으로 들어간다.
- **효능 :** 간 보호, 신장 기능 개선, 폐 기능 활성화, 간과 신장 기능 허약으로 인한 어지럼증 완화, 허리와 무릎의 무력증 개선, 정력 감퇴 완화, 기침 해소, 당뇨병 완화에 유효하다.
- **원발성 간암에 좋은 처방 :** 구기자 20g, 인진 25g, 영지 15g, 강황 15g, 백출 15g, 삼릉 12g, 아출 12g

08 구맥 瞿麥

기혈이 막힌 곳을 뚫고 쌓인 열 제거에 효과

우리나라 전 지역에서 자라나는 패랭이꽃을 말한다. 여름철에 피어난 것에서 줄기와 잎은 버리고 씨앗과 씨앗의 껍질만 말린 후 약재로 사용한다. 전신의 기혈 작용 중에서 막힌 곳을 뚫고 쌓인 열을 제거하는 효능이 있다. 예부터 종기를 제거하고, 월경을 원활하게 하기 위해 사용해왔다.

- **기미 :** 맛은 쓰고, 성질은 차다. 십이경락 중 심경, 간경, 소장경, 방광경으로 들어간다.
- **효능 :** 이뇨, 해열, 혈액 순환 개선, 진통 작용이 있다. 소변불리와 각종 염증 해소에도 유효하다.
- **식도암, 직장암에 좋은 처방 :** 구맥 12g, 당귀 12g, 계지 12g, 작약 12g, 천궁 10g, 백출 12g, 복령 10g, 감초 4g

09 구자 韭子

몸을 따뜻하게 하고 정기와 허리 · 무릎을 튼튼히 만드는 효과

부추의 씨를 말한다. 몸을 따뜻하게 하고 정기를 튼튼하게 한다. 허리와 무릎을 건강하게 만드는 데 도움이 된다. 심장질환의 완화에도 효과가 좋은 것으로 알려져 있다.

- **기미** : 맛은 맵고 달고, 성질은 온화하다. 십이경락 중 간경, 신경으로 들어간다.
- **효능** : 정력 증진, 요실금 · 유정 · 소변불금(소변실금)에 좋으며, 면역력 증강으로 항암 작용을 한다.
- **신장암에 좋은 처방** : 구자 12g, 차전자 10g, 토사자 10g, 지골피 8g, 오미자 6g, 사상자 6g, 건지황 6g, 모려 4g, 상기생 4g, 천문동 4g, 육종용 4g, 속단 4g

10 급성자 急性子

순환 활성화에 탁월하며, 위암과 식도암에 효과

우리가 흔히 아는 봉선화를 말한다. 옛 기록에 보면 체내에서 덩어리진 것을 삭이며, 걸린 것을 내려가게 하고, 열을 풀어주고, 난산일 때 태아를 나오게 하는 등 순환에 매우 특화된 능력을 가지고 있다.

- **기미** : 맛은 맵고 약간 쓰며, 성질은 따뜻하고, 약간의 독성이 있다. 십이경락 중 위경으로 들어간다.
- **효능** : 어혈을 제거하고, 월경불리와 월경통을 완화하며, 항암 작용을 한다.
- **위암, 식도암에 좋은 처방** : 급성자 6g, 황약자 10g, 반지련 10g, 위령선 6g, 산두근 4g, 과루인 4g, 단삼 4g, 수질 4g

11 길경 桔梗

노폐물 제거에 뛰어나며 폐암에 효과

우리가 아는 도라지를 말한다. 백혈구를 증가시켜 면역력을 강화하고, 항바이러스 효과가 뛰어나다. 사포닌이 함유되어 있어 항염 효과가 좋고, 베툴린산은 활성산소를 억제하고 신진대사를 원활하게 한다.

- **기미** : 맛은 쓰고 맵고, 성질은 평이하다. 십이경락 중 폐경, 위경으로 들어간다.
- **효능** : 항염증, 항산화, 항암 작용이 있다. 진해, 거담, 배농, 소염 작용을 한다. 기침, 천식, 가래, 인후염, 폐농양, 소변불리를 완화한다.
- **폐암에 좋은 처방** : 길경 15g, 어성초 15g, 패모 12g, 황기 12g, 자완 10g, 백부근 10g, 관동화 10g, 백출 6g, 감초 2g

12 누로 漏蘆

독성을 풀어주고 열을 내려 몸을 서늘하게 만들어주는 효과

과거에는 '절굿대'로 불렸던 식물로, 뿌리를 말린 것을 약재로 사용한다. 어린잎은 나물로 먹기도 했다. 독성과 열을 풀어주어서 몸을 서늘하게 만들어준다. 출혈을 그치게 하는 작용도 한다.

- **기미** : 맛은 쓰고, 성질은 차다. 십이경락 중 위경, 대장경, 간경으로 들어간다.
- **효능** : 해열, 해독, 항암 작용을 한다. 피부 종기, 유방염, 임파선 결핵, 안구 충혈, 피부 가려움증을 완화한다.
- **유선암에 좋은 처방** : 누로 15g, 천규자 30g, 운대자 30g, 백렴 30g, 노봉방 8g, 지별충 8g, 감초 2g
- **자궁암에 좋은 처방** : 누로 24g, 마린자 16g, 감초 2g

13 능인 菱仁

속을 편하게 하고 오장에 도움을 주는 효과

마름모꼴을 닮았다고 해서 이름 붙여진 식물이 마름이고, 그 열매를 능인이라고 한다. 조선시대에는 왕실의 제사에 올리는 열매였다고 한다. 속을 편안하게 해주고 오장에 도움을 준다고 기록되어 있다. 물에서 자라는데, 이런 식물 가운데 가장 기운이 차다.

- **기미 :** 맛은 달고, 성질은 서늘하다. 십이경락 중 비경, 위경으로 들어간다.
- **효능 :** 해독, 항염, 항암 작용을 한다. 갈증을 해소하고, 허약한 비위를 보강한다.
- **식도암에 좋은 처방 :** 능인 10g, 가자 10g, 의이인 10g, 백출 10g, 창출 8g, 맥아 8g, 감초 4g

14 노봉방 露蜂房

풍부한 프로폴리스가 만성질환과 유방암 치료에 효과

꿀의 약효는 예부터 매우 뛰어나다고 알려져 있지만, 벌집도 오랜 시간 한약재로 사용되어왔다. 특히 말벌집을 '노봉방'이라고 한다. 프로폴리스가 풍부해서 효과가 좋은 것으로 알려져 있다. 염증을 유발하는 특정 단백질의 발현을 억제해 각종 만성질환에도 도움이 된다.

- **기미 :** 맛은 약간 달고, 성질은 평이하고, 약간의 독성이 있다. 십이경락 중 간경, 위경, 신경으로 들어간다.
- **효능 :** 진통, 소염, 살균 작용을 한다. 종기, 피부 가려움증, 인후염, 임파선염에 효과적이다.
- **유방암에 좋은 처방 :** 노봉방 10g, 포공영 10g, 금은화 20g, 누로 10g
- **유방암에 농이 나올 때 환부에 바르면 좋은 처방 :** 노봉방 10g, 쥐똥나무 열매 10g, 천련자 10g ※ 약재들을 볶아서 가루 내어 환부에 바른다.

15 대복피 大腹皮

기혈의 순환을 촉진해 간경화로 인한 복수 제거에 효과

말레이시아가 원산지인 빈랑나무의 열매를 삶은 다음 벗겨낸 껍질을 말한다. 기혈의 순환을 촉진하고 소변이 잘 나오게 하는 효과가 있다. 현지인들은 기호식품으로 씹어 먹기도 하지만, 과하게 섭취하면 오히려 입 주변에 발암의 위험성이 있다.

- **기미** : 맛은 맵고, 성질은 약간 온화하다. 십이경락 중 비경, 위경, 대장경, 소장경으로 들어간다.
- **효능** : 복부 가스를 제거한다. 이뇨 작용으로 흉복부 창만 증상과 소변불리, 각종 부종에 효과적이다.
- **간경화로 생긴 복수에 좋은 처방** : 대복피 12g, 창출 15g, 백출 15g, 단삼 15g, 산약 15g, 복령 15g, 울금 12g, 시호 12g

16 동규자 冬葵子

이뇨 작용에 도움을 줘 방광암에 효과

아욱의 열매를 말하며, 봄에 채취해 말려서 사용한다. 비타민이 골고루 함유되어 있고 칼슘이 많다. 맛이 부드럽고 기름기가 있어서 섭취하기에도 좋다. 이뇨 작용을 활발하게 해주고, 여성의 유방이 아픈 증상에 도움이 된다.

- **기미** : 맛은 떫고, 성질은 차다. 십이경락 중 대장경, 소장경, 방광경으로 들어간다.
- **효능** : 이뇨, 통변, 해독력과 면역 증강으로 암을 억제한다.
- **방광암에 좋은 처방** : 동규자 12g, 금전초 16g, 해금사 10g, 계내금 10g, 편축 10g, 석위 10g, 활석 10g, 구맥 10g, 당귀 8g, 작약 8g, 목통 8g, 택란 8g, 감초 4g

17 목방기 木防己

진통, 소염, 해열 작용에 뛰어나 비강암, 인후암에 효과

댕댕이덩굴의 뿌리이다. 류머티즘과 갱년기 전후 허한 상태에 사용하면 효과가 있다. 목방기에 함유되어 있는 시노메닌 성분은 진통, 소염, 해열, 이뇨, 진해 작용에 특화되어 있다. 다만 소화기가 약하거나 식은땀을 자주 흘리는 사람, 산후 체력이 허해진 여성에게는 사용하지 않는다.

- **기미** : 맛은 쓰고 맵고, 성질은 차다. 십이경락 중 방광경, 신경, 비경으로 들어간다.
- **효능** : 이뇨, 해열, 진통, 항염증, 해독, 항암 작용을 한다. 전신부종과 소변불리를 완화한다.
- **비강암, 인후암에 좋은 처방** : 목방기 30g, 교맥 30g, 우슬 30g, 토복령 10g, 감초 4g

18 동충하초 冬蟲夏草

면역세포와 면역물질을 동시에 증가시키는 효과

인삼, 녹용과 함께 매우 효과가 좋은 한방 약재이다. 겨울에는 곤충의 몸속에 씨앗의 형태로 있다가 여름에 버섯으로 자라는 신기한 약초이다. 선천성 면역세포와 후천성 면역물질 모두를 증가시키는 작용이 있다.

- **기미** : 맛은 달고, 성질은 따뜻하다. 십이경락 중 폐경, 신경으로 들어간다.
- **효능** : 항암 작용을 한다. 폐와 피부를 보호하고, 신장 기능을 높여 폐결핵에도 좋으며, 식은땀이 나는 경우에 도움이 된다. 신허로 인한 정력 감퇴, 허리 통증에도 도움이 된다.
- **폐암에 좋은 처방** : 동충하초 8g, 황기 12g, 호도육 12g, 어성초 10g, 자완 10g, 관동화 10g

19 마편초 馬鞭草
어혈을 제거해 면역력을 향상시키는 효과

제주도, 울릉도, 남해안 지방의 풀밭에서 자라며, 예부터 약재로 사용되었다. 혈액을 내리고 해독 작용을 함으로써 혈액 순환을 촉진한다. 월경통, 월경불순, 관절염, 각종 인후염에도 좋은 효과를 발휘한다. 어혈을 없애기 때문에 면역력을 높여줄 수 있다.

- **기미** : 맛은 쓰고 맵고, 성질은 약간 차다. 십이경락 중 간경, 비경으로 들어간다.
- **효능** : 해열, 해독, 월경 원활, 이뇨 작용을 한다. 감기 발열과 인후염, 잇몸 동통, 급성 간염, 월경통, 징가, 전신부종, 소변불리, 피부염, 종기, 타박상에 유효하다.
- **간암, 신장암에 좋은 처방** : 마편초 15g, 용담 15g, 목통 15g, 인진 15g, 치자 12g, 울금 10g, 강황 8g, 목단피 4g, 목향 4g

20 반묘 斑猫
독성이 강한 만큼 혈액 순환 촉진에 효과

과거 '길앞잡이' 혹은 '비단장사'로 불렸던 곤충을 말린 약재이다. 혈액 순환을 촉진하고 단단하게 쌓인 독소를 풀어주는 역할을 한다. 죽은 살을 떨구어내는 강한 성질을 가지고 있다. 피부에 닿으면 수포를 일으키지만 침투성이 강하지 않아 상처를 남기지 않는다.

- **기미** : 맛은 맵고, 성질은 온화하며, 독성이 강하여 사용에 주의해야 한다. 십이경락 중 간경, 위경, 신경으로 들어간다.
- **효능** : 해열, 윤폐, 통변 작용을 한다. 해수, 인후염, 급성 편도선염, 치통, 변비에 효과적이다.
- **식도암 등 소화기계 암에 좋은 처방** : 반묘 0.02g, 황기 40g, 아출 30g, 인삼 30g, 백출 30g, 건칠 20g, 반하 20g, 보골지 20g, 감초 20g

21 목향 木香

소화기에 좋아 직장암에 효과

국화과의 식물인 목향의 뿌리를 말려서 약재로 사용한다. 전신의 기운을 소통시켜 통증을 멈추고 냉기를 빼준다. 복통, 설사, 급성 장염 등 소화기질환의 완화에 효과가 좋다. 향이 좋은데, 향이 진할수록 좋은 품질로 인정받는다.

- **기미** : 맛은 맵고 쓰고, 성질은 온화하다. 십이경락 중 비경, 위경, 간경, 폐경으로 들어간다.
- **효능** : 항암 작용을 하고, 기를 소통시킨다. 소화불량, 복부팽만, 동통, 구토, 설사를 완화한다.
- **직장암에 좋은 처방** : 목향 4g, 백화사설초 20g, 반지련 15g, 고삼 12g, 작약 10g, 백출 8g

22 반변련 半邊蓮

혈액을 맑게 하고 독소를 제거하는 효과

수염가래꽃의 잎을 말한다. 혈액을 맑게 하고 독소를 제거하는 역할을 한다. 소변을 잘 나오게 하며 부기를 가라앉힌다. 항바이러스, 항염, 항암, 면역 조절에 효능을 보인다.

- **기미** : 맛은 달고, 성질은 평이하다. 십이경락 중 심경, 폐경, 소장경으로 들어간다.
- **효능** : 청혈, 해독, 이뇨 작용으로 항암 작용을 하고 부종을 제거한다.
- **위암, 직장암에 좋은 처방** : 반변련 15g, 인삼 10g, 백출 10g, 삼릉 5g, 봉출 5g, 차전자 2g, 저령 2g
- **간암, 담낭암, 췌장암에 좋은 처방** : 반변련 15g, 삼릉 8g, 봉출 8g, 창출 8g, 울금 6g, 인진 6g, 어성초 6g

23 반지련 半枝蓮

강한 항염, 항암, 해독 작용의효과

'중국의 100대 약재'에 꼽힐 정도로 오랜 세월 각종 약재로 사용되어왔다. 항염증과 항암 효과가 있으며, 무려 130여 가지의 유용 성분이 확인되었다. 토종벌들이 바이러스에 감염되었을 때 사용하며, 해독 작용이 강하다는 평가를 받고 있다.

- **기미** : 맛은 맵고 쓰고, 성질은 차다. 십이경락 중 폐경, 간경, 신경으로 들어간다.
- **효능** : 이뇨, 소염, 해열, 해독, 항암 작용을 한다. 전신부종과 복수를 치료한다.
- **폐암에 좋은 처방** : 반지련 15g, 어성초 10g. 길경 10g, 백합 10g, 백화사설초 10g, 택사 6g, 차전자 6g

24 반하 半夏

가래를 없애고 구토를 멎게 하는 효과

과거 제주도 언어로 '살마'라고 불렸으며, 제주산 약재로 꽤 유명하다. 보리밭에서 보리를 그늘 삼아서 싹이 자란다. 가래를 없애고, 구토를 멎게 하며, 명치 아래 부위의 답답함을 제거한다. 오래 묵힐수록 뛰어난 효능을 발휘한다.

- **기미** : 맛은 맵고, 성질은 온화하며, 독성이 있다. 십이경락 중 비경, 위경, 폐경으로 들어간다.
- **효능** : 항암 작용을 한다. 가래를 없애고, 기침과 천식을 치료한다. 구토를 완화한다. 담으로 인한 두통과 어지럼증을 치료한다.
- **식도암에 좋은 처방** : 반하 8g, 백출 8g, 천마 6g, 진피 4g, 당귀 4g, 천궁 4g, 복령 4g, 건강 4g, 산사 4g, 신곡 4g, 나복자 4g, 목향 2g, 감초 2g

25 백굴채 白屈菜

소화기 관련 염증과 암에 좋은 효과

애기똥풀의 잎을 말한다. 민간에서 진통 및 위궤양 치료제로 사용해왔다. 심한 치통에도 효과가 좋다. 황달형 간염이나 피부궤양, 십이지장궤양에도 효과를 발휘한다. 다만 국내에서는 많이 사용되지 않으며, 독성이 강하다는 평가도 있다.

- **기미** : 맛은 쓰고, 성질은 서늘하고, 독성이 있다. 십이경락 중 간경, 폐경으로 들어간다.
- **효능** : 진통, 거담, 이뇨, 해독 작용을 한다. 위염, 복통, 장염, 설사, 기관지염, 전신부종을 완화한다. 복수, 기침, 가래를 제거한다.
- **위암에 좋은 처방** : 백굴채 20g, 작두콩 20g, 포공영 20g, 백출 10g, 복령 10g, 산사 10g, 신곡 8g, 맥아 6g, 감초 2g
- **식도암에 좋은 처방** : 백굴채 12g, 백출 15g, 인삼 10g, 반지련 10g, 후박 4g, 작약 4g, 산사 4g, 지실 4g, 사인 4g, 감초 2g

---

26 백미 白薇

정신이 혼미하거나 인사불성에 효과

백미꽃의 잎과 뿌리로 만드는 약재이다. 주로 해열제와 이뇨제로 쓰여왔지만, 암에도 효과가 있다. 몸이 노곤한 증상을 치료하며, 과도한 열을 내려준다. 정신이 혼미하거나 인사불성 상태에서도 사용한 것으로 보아 약효가 뛰어나다고 볼 수 있다.

- **기미** : 맛은 쓰고, 성질은 차다. 십이경락 중 폐경, 간경, 위경으로 들어간다.
- **효능** : 항암 및 해열, 이뇨, 소염 작용을 한다. 감기, 발열, 피부 발진, 기침, 소변불리, 인후염, 피부염을 완화한다.
- **폐암에 좋은 처방** : 백미 10g, 백화사설초 15g, 반지련 15g, 맥문동 8g, 사삼 8g, 천화분 8g, 패모 4g

27 백화사설초 白花蛇舌草

부작용 없이 뛰어난 항암 효과

'항암 약초'라고 불릴 정도로 항암 효과가 뛰어나다. 또 항염증, 신경 보호, 간 보호, 면역 조절 및 활성 등 다양한 효과가 있다. 전남 백운산에서 최초로 발견되어 '백운풀'이라고도 불렸다. 약효는 뛰어나고, 부작용이 전혀 없다는 것이 또 하나의 특징이다.

- **기미** : 맛은 쓰고 달고, 성질은 차다. 십이경락 중 심경, 폐경, 간경, 대장경으로 들어간다.
- **효능** : 해열, 해독 작용으로 발열 · 기침 · 천식 · 인후염 등 각종 염증을 해소한다. 급성 간염, 담낭염, 위암, 식도암, 대장암, 자궁암에 유효하다.
- **위암, 직장암, 식도암에 좋은 처방** : 백화사설초 15g, 의이인 15g, 황약자 10g, 오매 6g, 용규 6g, 오약 6g, 삼칠근 2g, 산사 4g, 택사 4g, 창출 4g

28 산두근 山豆根

해독 작용으로 인후암에 효과

'땅비싸리'라는 산야초로도 알려져 있으며, 모양은 콩과 비슷하고 콩 비린내가 난다. 폐와 위의 열을 내리고 해독 작용을 하기에 인후염, 편도선염, 치은염 등에 사용해왔다. 전국의 숲이나 햇볕이 잘 드는 길가에서 찾아볼 수 있다.

- **기미** : 맛은 쓰고, 성질은 차다. 십이경락 중 심경, 폐경, 위경으로 들어간다.
- **효능** : 항암 작용을 한다. 해열, 해독, 소염, 진통 작용으로 인후염, 잇몸 동통, 기관지염, 천식, 급성 간염을 완화한다.
- **인후암에 좋은 처방** : 산두근 10g, 천우슬 20g, 위령선 15g, 승마 5g, 길경 5g, 반하 5g, 감초 2g

29 산자고 山慈姑

항종양 작용이 뛰어나 식도암, 갑상선암에 효과

백합과의 여러해살이풀이다. 색이 예뻐서 관상식물로 사용되기도 하고, 줄기는 항종양 작용을 해 약재로 쓰였다. 알싸한 향미가 있어서 육류나 어패류와 같이 먹고, 잘 말려서 차로 마시기도 했다. 호흡기와 관련된 암에 효능이 있다.

● **기미** : 맛은 달고 약간 매우며, 성질은 차고, 독성이 조금 있다. 십이경락 중 폐, 위, 간, 비경으로 들어간다.
● **효능** : 해열, 소염, 해독 작용이 있어 악성 임파선 결핵과 인후염을 치료한다. 간경화를 치료하며, 식도암과 갑상선암 치료에 효과적이다.
● **식도암에 좋은 처방** : 산자고 20g, 봉사 5g, 침향 2g, 빙편 2g, 요사 2g, 삼칠 2g, 감초 2g
● **갑상선암에 좋은 처방** : 산자고 10g, 황약자 10g, 해조 10g, 아출 10g, 울금 8g, 곤포 8g, 감초 2g

30 산청목 山靑木

지방 분해, 간의 온도 정상화에 효과

'벌나무'라고도 불리는 우리나라 토종 약용 자원이다. 해발 600m 이상의 고지대에서 드물게 자라난다. 간의 온도를 정상으로 회복하기 때문에 간암에 좋고, 지방 분해를 하며, 혈액을 맑게 만든다. 콩팥 기능을 튼튼하게 해서 신장병에도 도움을 준다.

● **기미** : 맛은 쓰고, 성질은 따뜻하다. 십이경락 중 간경으로 들어간다.
● **효능** : 간염, 간경화, 간암에 효과가 있으며, 간 기능 개선으로 숙취를 해소한다.
● **간암에 좋은 처방** : 산청목 15g, 인진 15g, 백굴채 12g, 차전자 8g, 택사 8g, 백출 8g, 산사 8g

31 상황버섯 桑黃버섯

간 기능 개선, 뛰어난 항암 효과

균사체 버섯으로 주로 뽕나무와 활엽수 줄기에서 자란다. 산삼보다 구하기가 어렵다는 귀한 약재이다. 음식에 넣어 먹기도 하고, 차로 끓여서 마시기도 한다. 혈전을 녹여 없애고, 간 기능을 개선하고, 체내 콜레스테롤 저하에 효과가 있으며, 항암 효과도 뛰어난 것으로 알려져 있다.

- **기미** : 맛은 쓰고, 성질은 차다. 십이경락 중 위경, 간경으로 들어간다.
- **효능** : 지혈, 활혈, 항암 작용으로 자궁 출혈, 소변 출혈, 변혈, 대하, 징가, 적취에 유효하다.
- **간암, 위암, 식도암, 직장암에 좋은 처방** : 상황버섯 20g, 창출 20g, 후박 12g, 진피 12g, 감초 2g

32 섬서 蟾蜍

항염, 항종양 작용으로 암 예방과 치료에 효과

두꺼비의 독선에서 채취한 분비물이다. 암의 예방과 치료에 사용되고 천식 치료, 항염, 항종양 작용이 크다. 국소마취 작용도 하기 때문에 통증 부위에 바르면 마치 마취를 한 것처럼 통증이 사라진다.

- **기미** : 맛은 맵고, 성질은 서늘하며, 독성이 있다. 십이경락 중 심경, 간경, 비경, 폐경으로 들어간다.
- **효능** : 해독, 이뇨, 살충 작용으로 종기, 악성 종기, 임파선염, 징가, 적취, 고창, 전신부종에 유효하다.
- **위암, 간암, 식도암, 방광암에 좋은 처방** : 섬서 1g, 육계 4g, 사인 4g, 백출 4g

33 아위 阿魏

소화기에 좋아 위암, 대장암에 효과

미나리과에 속하는 풀이다. 소화기 관련 질환에 효능을 발휘한다. 고기를 먹고 체한 증상을 가라앉히고, 오랜 체기로 인해 몸에 생긴 덩어리를 없애준다. 또 명치 부위의 답답함을 제거하는 효능이 있으며, 변비를 해결해준다.

- **기미** : 맛은 맵고 쓰고, 성질은 온화하다. 십이경락 중 간경, 비경, 위경으로 들어간다.
- **효능** : 항염 작용이 강하다. 식적, 흉복부 창만, 각종 종기, 냉통에 유효하다.
- **위암, 대장암에 좋은 처방** : 아위 1g, 신곡 8g, 맥아 8g, 나복자 8g, 삼릉 2g, 아출 2g

34 아출 莪朮

혈액 순환을 돕고 어혈을 제거하는 효과

생강과에 속하는 여러해살이풀인 봉술의 뿌리줄기를 말한다. '산강황'이라고 불리며 모양이 강황과 비슷하지만 다른 식물이다. 혈액 순환을 돕고 어혈이 쌓여서 생기는 각종 질병을 해결하는 데 도움이 된다. 또 통증을 멈추게 하고 관절염이나 류머티즘에도 효능이 있다.

- **기미** : 맛은 맵고 쓰고, 성질은 온화하다. 십이경락 중 간경, 비경으로 들어간다.
- **효능** : 강력한 어혈 제거 작용과 진통 효과가 있다. 어혈로 인한 심복통, 위염, 소화불량, 복부 창만, 월경불리, 월경통, 징가, 적취 등에 유효하다.
- **간경화, 간암에 좋은 처방** : 아출 8g, 창출 12g, 인진 12g, 작약 10g, 지각 10g, 산사 10g, 삼릉 8g, 택사 6g, 차전자 6g, 신곡 4g, 맥아 4g

35 어성초 魚腥草

탁월한 항균 효과

강장제로 널리 이용되어왔다. 체내의 열을 내리고 혈액을 맑게 해주며 해독, 양혈 등에도 효과가 있다. 비릿한 향이 나지만 탁월한 항균 효과를 낸다. 축농증, 변비, 여드름에도 좋은 효과를 발휘한다. '신비의 약초'라고 불리지만 과잉 섭취하면 소화력이 떨어진다.

- **기미 :** 맛은 맵고, 성질은 약간 차다. 십이경락 중 폐경, 방광경, 대장경으로 들어간다.
- **효능 :** 항암 작용을 한다. 해열, 해독, 배농, 소염, 이뇨 작용을 해서 폐농양, 기침, 가래, 천식, 인후염 등에 좋다.
- **폐암에 좋은 처방 :** 어성초 20g, 자완 12g, 패모 12g, 길경 12g, 백합 12g, 백부근 10g, 관동화 10g

36 오두 烏頭

독성은 강하지만 간암, 위암에 효과

오두의 어린뿌리를 건조시키면 부자(附子)가 되는데, 가장 독성이 강한 약재 중의 하나이다. '투구꽃'이라고도 불린다. 반신불수, 두통, 관절통, 각종 진통, 중풍, 경련 등에 사용할 수 있다. 다만 식물성 약물 중에 독성이 가장 강하니, 독성을 완전히 제거하여 안전성이 확인된 것을 사용해야 한다.

- **기미 :** 맛은 맵고 쓰고, 성질은 뜨거우며, 독성이 강하다. 십이경락 중 심경, 간경, 비경, 위경으로 들어간다.
- **효능 :** 진통 효과, 냉증 제거 효과가 있다. 사지마비, 악성 종양을 완화한다.
- **간암, 위암에 좋은 처방 :** 오두 4g, 단삼 10g, 건강 5g, 부자 4g, 계지 2g, 위령선 2g, 우슬 2g, 오가피 2g

37 용규 龍葵

항암 작용이 강해 방광암 치료에 효과

'까마중'이라고도 불리는데, 복분자와 함께 생식기질환에 다양하게 사용된다. 각종 염증을 없애며, 온갖 균을 죽이고, 몸 안에 쌓인 독소를 풀어준다. 장기간 꾸준하게 먹으면 눈이 밝아진다고 한다. 중풍을 예방하고, 피로 회복에도 좋으며, 항암 작용이 매우 강하다.

● **기미** : 맛은 쓰고, 성질은 차다. 십이경락 중 신경, 간경으로 들어간다.

● **효능** : 해열, 진통, 해독, 소염, 이뇨, 항암 작용을 한다.

● **방광암에 좋은 처방** : 용규 30g, 백영 30g, 사매 30g, 토복령 30g, 백화사설초 30g, 해금사 8g, 등심초 8g, 위령선 8g

38 우방근 牛蒡根

해독과 항당뇨에 효과

우엉의 뿌리를 말한다. 각종 배뇨장애, 류머티즘이나 중풍으로 인해 얼굴이 붓는 증상에도 작용한다. 다만 2년 정도 사용해야 효과가 있다. 해독 작용으로 각종 독소로 인한 증상에 효과를 발휘하고, 당뇨병 등에도 사용되고 있다.

● **기미** : 맛은 쓰고 약간 달며, 성질은 서늘하다. 십이경락 중 폐경, 위경, 간경으로 들어간다.

● **효능** : 염증, 감기로 인한 발열, 두통, 기침, 얼굴 부종, 인후염, 잇몸 동통, 각종 종양에 효과가 있다.

● **직장암에 좋은 처방** : 우방근 30g, 적소두 20g, 포공영 20g, 대황 5g, 감초 2g

● **자궁경부암에 좋은 처방** : 우방근 50g, 저실자 50g, 감초 2g

39 울금 鬱金

간 기능을 개선해 간암에 효과

강황의 덩이뿌리를 말린 약재이다. 커큐민 성분이 매우 풍부해서 탁월한 항산화 효과를 낸다. 간 기능을 개선한다는 연구 결과가 있으며, 소화와 해독 작용을 하고, 암과 치매의 예방에 효과가 있다. 울금 가루로 차를 만들어 마시면 편하게 섭취할 수 있다.

- **기미** : 맛은 맵고 쓰며, 성질은 차다. 십이경락 중 심경, 간경, 담경으로 들어간다.
- **효능** : 간을 보호하고, 소염, 항궤양, 항암 작용을 한다.
- **간암에 좋은 처방** : 울금 16g, 별갑 12g, 백출 12g, 용규 12g, 시호 10g, 단삼 10g, 여정실 10g, 창출 8g, 택사 8g

40 육종용 肉蓯蓉

신장의 양기를 보충해 자궁암, 난소암에 효과

부족한 양기를 보충하는 데 많이 활용된다. 약간 짠맛이 있는데 이 성질이 신장의 기운을 돕는 작용을 하며, 변비에도 효과가 좋다. 정력 감퇴, 고환 위축, 전립선염에도 좋은 효과를 발휘한다. 주로 봄과 가을에 채취하는데, 봄에 채취하는 것이 더 품질이 좋다고 한다.

- **기미** : 맛은 달고 짜고, 성질은 온화하다. 십이경락 중 신경, 대장경으로 들어간다.
- **효능** : 보혈, 면역 기능 보강, 항노화, 항산화 작용을 한다. 변을 잘 통하게 하여 변비와 하복부 냉증을 해소한다. 원기 회복에도 좋다.
- **자궁암, 난소암에 좋은 처방** : 육종용 10g, 구척 12g, 아출 12g, 황기 12g, 육계 8g, 향부자 6g, 오수유 4g, 당귀 4g, 천궁 4g

41 와송 瓦松

독소를 제거하고 피를 맑게 해 암과 만성질환 치료에 효과

기와 틈이나 습한 곳에서 자라는 식물로, 암의 치료에 좋은 약초로 알려져 있다. 독소를 제거하고 피를 맑게 해서 각종 만성질환의 치료에도 도움이 된다. 신맛은 구강 건강에도 좋다. 상처의 회복에도 좋아서 가루로 만들어서 상처에 뿌려주면 치료 효과가 있다.

- **기미** : 맛은 시고 쓰고, 성질은 서늘하고, 독성이 있다. 십이경락 중 간경, 폐경으로 들어간다.

- **효능** : 심장 강화와 항암에 효과적이다. 지혈, 해열, 해독, 수렴 작용을 한다.

- **자궁암에 좋은 처방** : 와송 30g, 백반 6g, 홍화 6g

- **자궁경부암에 좋은 처방** : 생와송 15g, 면화각 15g, 반지련 10g. 산사 5g, 연교 5g, 포공영 5g, 한련초 5g

- **식도암에 좋은 처방** : 와송 10g, 천화분 12g, 당귀 10g, 금은화 10g, 토복령 10g, 행인 8g, 대황 2g, 전충 2g, 감초 2g

- **대장암에 좋은 처방** : 와송 10g, 토복령 30g, 백화사설초 30g, 황약자 15g, 패모 12g, 지유 12g, 고삼 10g, 괴화 8g

- **유선암에 좋은 처방** : 와송 10g, 양국화 10g, 산사 5g, 금은화 4g, 천련자 3g, 반지련 3g, 금은화 3g, 감초 2g

42 의이인 薏苡仁

항암, 항당뇨, 항염증, 간세포 보호 효과 있어

흔히 알고 있는 율무의 종자를 뜻한다. 폐를 보호하고 비장을 튼튼하게 한다. 씹어서 치아에 달라붙는 것이 품질이 좋다는 말도 있다. 항암, 항당뇨, 항염증, 간세포 보호 등에 효과가 있다. 다만 과잉 섭취하면 해롭고, 임신 중인 여성은 절대 피해야 할 식품이다.

- **기미 :** 맛은 달고 담담하며, 성질은 약간 차다. 십이경락 중 비경, 위경, 폐경으로 들어간다.
- **효능 :** 항암 작용은 물론 해열, 배농, 항염 작용을 한다. 전신부종, 소변불리, 설사, 통증 완화에 좋다.
- **자궁암에 좋은 처방 :** 의이인 20g, 현호색 20g
- **소화기암에 좋은 처방 :** 의이인 30g, 가자 15g, 능인 15g, 창출 12g, 백굴채 12g, 감초 2g

43 저령 猪苓

항암 작용으로 간암, 간염에 효과

약용 버섯의 일종이며 '땅속의 왕자'라고도 불린다. 멧돼지의 똥과 매우 비슷한 모양이며, 울퉁불퉁해서 생강과도 닮았다. 이뇨에 탁월한 효과가 있어서 각종 신장질환, 배뇨장애에 유용하다. 폐암에 대해서는 항암 작용이 있고, 간암과 간염에도 효과가 있는 것으로 알려져 있다.

- **기미 :** 맛은 달고 담담하며, 성질은 평이하다. 십이경락 중 비경, 신경, 방광경으로 들어간다.
- **효능 :** 면역 기능 개선, 항염, 항암 작용을 한다. 이뇨 작용으로 소변불리와 전신부종에 효과적이다.
- **간경화로 인한 복수에 좋은 처방 :** 저령 10g, 대복피 10g, 방기 10g, 택사 10g, 복령 8g, 생강 8g, 진피 6g, 차전자 6g, 백출 6g, 후박 6g, 작약 4g, 사인 4g, 육계 2g, 목향 2g

44 지룡 地龍

재생력이 강하며, 소화기 질환에 탁월한 효과

'땅에 있는 용'이라는 의미로, 지렁이를 말한다. 살짝 데쳐서 햇볕에 말려 사용한다. 흙 속의 영양분을 섭취하는 과정에서 흙을 갈아주어 경작에 유용하다. 재생력이 매우 강하다. 호흡기질환, 이비인후과질환, 소화기질환에 탁월한 효능이 있다.

- **기미** : 맛은 짜고, 성질은 차다. 십이경락 중 간경, 폐경, 신경으로 들어간다.
- **효능** : 해열, 이뇨 작용을 한다. 발열, 경련, 두통을 완화한다. 중풍으로 인한 반신불수, 사지마비를 해소한다. 천식, 소변불리에 효과적이다.
- **위암, 유선암, 대장암에 좋은 처방** : 지룡 15g, 천궁 8g, 만삼 8g, 천궁 6g, 갈근 6g, 삼릉 6g

45 청대 青黛

열을 내리고 해독 작용을 해 간암, 비인후암에 효과

쪽이라는 식물을 가공해서 만드는 약재이다. 열기를 식히고 해독 작용을 한다. 아미노산, 스테롤, 인디고 등의 성분이 포함되어 있다. 다만 있는 그대로 먹으면 안 되고 반드시 탕으로 마셔야 한다.

- **기미** : 맛은 짜고, 성질은 차다. 십이경락 중 간경, 폐경, 삼초경으로 들어간다.
- **효능** : 항암, 해열, 해독, 지혈, 항균 작용을 한다. 면역력을 향상하고, 간 손상을 예방한다.
- **간암, 비인후암에 좋은 처방** : 청대 12g, 조구등 12g, 감국 10g, 하고초 10g, 백지 8g, 강활 8g, 고본 6g, 천궁 6g, 복령 4g, 차전자 4g

46 택란 澤蘭

부종을 가라앉히고 기력 회복에 뛰어난 효과

주로 물가에 사는 여러해살이풀로, 키가 1m 정도까지 자란다. 무려 2~3세기경부터 부종, 중풍 후유증, 산후 부종 등에 많이 사용되었다. 산모의 경우 아기를 낳으면서 체력이 바닥나는데 이 시기에 택란을 사용하면 뛰어난 기력 회복 효과를 볼 수 있다.

- **기미** : 맛은 쓰고 맵고, 성질은 약간 온화하다. 십이경락 중 간경, 비경으로 들어간다.
- **효능** : 어혈을 제거하고, 소염 작용을 한다. 월경통, 월경불리, 전신부종, 종양을 완화한다.
- **간암과 간경화에 좋은 처방** : 택란 10g, 단삼 20g, 별갑 10g, 산수유 10g, 지골피 10g, 생지황 6g, 모려 6g, 치자 6g, 사삼 6g, 복령 6g, 삼릉 4g, 봉출 4g

---

47 토복령 土茯領

혈관의 탄력을 유지하고 독소와 노폐물을 배출하는 효과

청미래덩굴의 뿌리줄기로 사포닌, 알칼로이드 등이 함유되어 있다. 체내 콜레스테롤의 대사를 촉진하고, 혈관의 탄력을 지켜준다. 간과 신장의 기능을 향상시키고, 체내의 독소와 노폐물을 탁월하게 배출한다. 열을 내리고 습기를 제거하는 기능도 있다. 관절염과 요통, 종기 등에 효과가 있다.

- **기미** : 맛은 달고, 성질은 담담하며 평이하다. 십이경락 중 간경, 신경, 비경, 위경으로 들어간다.
- **효능** : 해열, 해독, 항염, 항산화, 항암 작용을 한다.
- **갑상선암에 좋은 처방** : 토복령 20g, 금은화 20g, 황약자 20g, 사매 20g
- **골수암에 좋은 처방** : 토복령 20g, 발계 15g, 천우슬 15g, 두통 15g, 유황 8g, 몰약 8g
- **방광암에 좋은 처방** : 토복령 20g, 등심 20g, 용규 20g, 사매 10g, 해금사 10g
- **자궁경부암에 좋은 처방** : 토복령 20g, 반지련 20g, 백영 20g, 의이인 20g, 포공영 15g, 당귀 8g, 아교 8g, 감초 8g

48 포공영 蒲公英

담즙 분비를 촉진해 간질환에 탁월한 효과

국화과의 여러해살이풀로, 세계 각지에서 약용과 식용으로 많이 사용되어왔다. 간과 위에 좋은 약초로 알려져 있다. 콜린이 함유되어 담즙 분비를 촉진하고, 지방간과 간경화 등 각종 간질환의 치료에 탁월하다. 살균 작용 역시 뛰어나 염증을 잠재우는 데 도움을 준다.

- **기미 :** 맛은 쓰고, 성질은 차다. 십이경락 중 간경, 위경으로 들어간다.
- **효능 :** 항암 및 해열, 해독, 소염 작용을 한다. 유방염, 폐농양, 감기, 발열, 기침, 인후염, 위염, 장염을 치료한다.
- **간암에 좋은 처방 :** 포공영 16g, 인진 12g, 치자 10g, 울금 8g, 복령 4g, 택사 4g, 창출 4g, 산사 4g, 감초 4g

49 편축 篇畜

항암 및 이뇨·살균 작용으로 방광암, 직장암에 효과

과거에는 황해도 지역에서 자라던 토산품이었다. 살이 썩어가는 증상을 가라앉히는 데 효과가 탁월하다. 편축 추출물로 심혈관질환이나 비만 관련 질환을 완화하는 데 도움을 준다는 연구 결과도 있다. 배뇨질환의 완화에도 도움이 되는 것으로 알려져 있다.

- **기미 :** 맛은 쓰고, 성질은 약간 차다. 십이경락 중 방광경, 대장경으로 들어간다.
- **효능 :** 항암 및 이뇨, 살균 작용을 한다. 소변불리, 방광염, 전립선 관련 질환의 완화에 유효하다. 급성 간염, 황달을 완화한다.
- **방광암, 직장암에 좋은 처방 :** 편축 12g, 구맥 12g, 목통 10g, 차전자 8g, 복령 8g, 저령 8g, 백출 6g

50 황약자 黃藥子

독소가 뭉치는 것을 풀어주는 효과

《동의보감》 처방에 사용되어왔으며, 민간에서는 갑상선과 림프선 치료용으로 주로 사용되었다. 독소가 뭉치는 것을 풀어주고, 간의 각종 작용을 돕는다. 비정상적인 인체의 열을 내리고 혈을 시원하게 해주고, 염증과 고름을 삭혀준다. 독성이 있기 때문에 많이, 오래 복용해서는 안 된다.

- **기미** : 맛은 쓰고, 성질은 차고, 약간의 독성이 있다. 십이경락 중 폐경, 간경으로 들어간다.
- **효능** : 소염, 해열, 지혈 작용을 한다. 갑상선종과 각종 종양에 효능이 있다.
- **갑상선암에 좋은 처방** : 황약자 10g, 해조 15g, 곤포 15g, 황기 8g, 당귀 8g, 작약 8g

51 홍삼 紅蔘

면역력 강화와 항암 작용으로 소화기암, 두경부암에 효과

인삼을 찐 다음에 말리면 단맛이 강화되고 쓴맛이 빠지면서 붉은빛의 홍삼이 된다. 진액이나 농축액 등 다양한 형태의 건강기능식품으로 활용된다. 면역력 강화에 탁월한 기능을 하며, 기억력을 개선하고, 근육 감소를 막는 효능도 밝혀졌다.

- **기미** : 맛은 달고 약간 쓰며, 성질은 따뜻하다. 십이경락 중 심경, 폐경으로 들어간다.
- **효능** : 항암 작용을 한다. 원기 회복, 피로 회복 효과가 있으며, 식욕부진을 개선하고, 신진대사를 촉진해 면역력을 강화한다.
- **소화기암에 좋은 처방** : 홍삼 20g, 의이인 15g, 하수오 12g, 산사 12g, 백출 10g, 산사 10g, 구기자 8g
- **두경부암, 설암에 좋은 처방** : 홍삼 15g, 작약 12g, 천궁 12g, 고본 12g, 천마 6g, 강활 6g, 백지 6g

52 호황련 胡黃連

해열, 해독에 좋고 항암 작용에 효과

네팔 히말라야에서 주로 발견되는 약재이며, 해당 지역에서는 가장 오래된 약용식물 중의 하나이다. 우리나라의 야생에서는 나지 않기 때문에 일본과 중국에서 수입되고 있다. 항균, 항피부진균 효과가 있고, 해열과 해독에 좋고, 눈을 밝게 만들어준다.

- **기미** : 맛은 쓰고, 성질은 차다. 십이경락 중 간경, 위경, 대장경으로 들어간다.
- **효능** : 해열, 해독, 항암 작용을 한다. 급성 간염을 치료하고, 간 손상을 막아준다.
- **폐암에 좋은 처방** : 호황련 12g, 사삼 15g, 현삼 10g, 패모 10g, 맥문동 10g, 천문동 10g, 시호 8g, 산자고 8g, 반변련 8g, 반지련 8g, 지골피 8g, 별갑 8g

53 화갈공균 桦褐孔菌

면역 기능 증진으로 탁월한 항암 효과

러시아 시베리아, 일본 홋카이도, 중국 북부 등 추운 지역에서 자라는 버섯으로 '차가버섯'이라 불린다. 자연에서 15~20년 정도 자란 것이라야 효과가 있다. 16세기경부터는 '불치병을 치료하는 약'이라고 알려져 왔다. 면역력 향상으로 인한 항암 효과가 탁월하다.

- **기미** : 맛은 약간 쓰고 담담하며, 성질은 따뜻하다. 십이경락 중 간경, 폐경으로 들어간다.
- **효능** : 간암·폐암·위암·직장암의 성장을 억제하는 등 항암 작용을 한다. 면역 기능 증진으로 기력을 상승시킨다.
- **폐암에 좋은 처방** : 화갈공균 10g, 산수유 12g, 산약 12g, 백합 10g, 길경 8g, 패모 8g, 오미자 4g
- **직장암에 좋은 처방** : 화갈공균 10g, 창출 10g, 파고지 8g, 지실 8g, 소회향 8g
- **위암에 좋은 처방** : 화갈공균 10g, 유백피 15g, 강황 12g, 울금 12g, 창출 8g, 작약 8g

암의 완전치유로 가는 길

초판 1쇄 인쇄 | 2025년 2월 10일
초판 1쇄 발행 | 2025년 2월 17일

지은이 | 선재광 · 이혁재
펴낸이 | 강효림

편집 | 곽도경
디자인 | 주영란

용지 | 한서지업㈜
인쇄 | 한영문화사

펴낸곳 | 도서출판 전나무숲 檜林
출판등록 | 1994년 7월 15일 · 제10-1008호
주소 | 10544 경기도 고양시 덕양구 으뜸로 130
위프라임트윈타워 810호

전화 | 02-322-7128
팩스 | 02-325-0944
홈페이지 | www.firforest.co.kr
이메일 | forest@firforest.co.kr

ISBN | 979-11-93226-59-9 (13510)

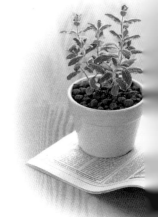

전나무숲 건강편지 를
매일 아침, e-mail로 만나세요!

전나무숲 건강편지는 매일 아침 유익한 건강 정보를 담아 회원들의 이메일로
배달됩니다. 매일 아침 30초 투자로 하루의 건강 비타민을 톡톡히 챙기세요.
도서출판 전나무숲의 네이버 블로그에는 전나무숲 건강편지 전편이 차곡차곡
정리되어 있어 언제든 필요한 내용을 찾아볼 수 있습니다.

http://blog.naver.com/firforest

'전나무숲 건강편지'를 메일로 받는 방법
forest@firforest.co.kr로 이름과 이메일 주소를 보내주시거나
왼쪽의 QR코드 링크로 신청해주세요.
다음 날부터 매일 아침 건강편지가 배달됩니다.

유익한 건강 정보,
이젠 쉽고 재미있게 읽으세요!

도서출판 전나무숲의 티스토리에서는 스토리텔링 방식으로 건강 정보를
제공합니다. 누구나 쉽고 재미있게 읽을 수 있도록 구성해, 읽다 보면
자연스럽게 소중한 건강 정보를 얻을 수 있습니다.

http://firforest.tistory.com

스마트폰으로 전나무숲을 만나는 방법

네이버 블로그   티스토리 블로그